ÉTUDE

SUR LA

NATURE ET LE TRAITEMENT

DE CERTAINES FORMES

D'IRIDO-CHOROÏDITES

PAR

Eugène-Désiré DENIS

Docteur en médecine,
Interne des hôpitaux de Paris,
Chef de clinique ophthalmologique du Dr Abadie.

PARIS
ADRIEN DELAHAYE, LIBRAIRE-ÉDITEUR
PLACE DE L'ÉCOLE-DE-MÉDECINE.

1873

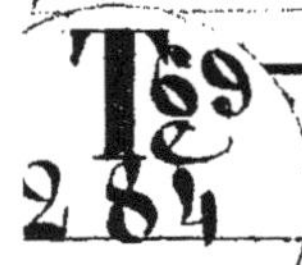

ÉTUDE

SUR LA

NATURE ET LE TRAITEMENT

DE CERTAINES FORMES

D'IRIDO-CHOROÏDITE

ÉTUDE

SUR LA

NATURE ET LE TRAITEMENT

DE CERTAINES FORMES

D'IRIDO-CHOROÏDITES

PAR

Eugène-Désiré DENIS

Docteur en médecine,
Interne des hôpitaux de Paris,
Chef de clinique ophthalmologique du Dr Abadie.

PARIS
ADRIEN DELAHAYE, LIBRAIRE-ÉDITEUR
PLACE DE L'ÉCOLE-DE-MÉDECINE.

1873.

A MON PÈRE, A MA MÈRE

Reconnaissance et affection.

A MA SOEUR

A M. LE DOCTEUR ABADIE

Professeur libre d'ophthalmologie.

En souvenir de son enseignement et de sa bienveillance.

ÉTUDE

SUR LA

NATURE ET LE TRAITEMENT

DE CERTAINES FORMES

D'IRIDO-CHOROÏDITES

INTRODUCTION.

L'étude diagnostique et thérapeutique de la lésion d'un organe important de l'économie ne peut être envisagée en dehors de l'état général du malade, de l'aspect qu'il présente et de ses diverses conditions d'existence.

Personne aujourd'hui, en effet, ne songera à traiter de la même façon une phlegmasie quelconque sur un individu sanguin, vigoureux, et sur un autre pâle et d'une faible constitution. Le traitement de l'état local dépend de l'état général et lui est subordonné. Telle est la base de toute thérapeutique rationnelle et de celle qui doit attendre le plus de succès.

Cette opinion est partagée de nos jours par la grande majorité des médecins; mais elle acquiert une bien plus haute portée encore quand on l'envisage dans les locali-ations morbides qui surviennent chez les individus sous l'influence d'une *maladie constitutionnelle* ou d'*une diathèse*. Ces deux dénominations différentes sont empruntées à Bazin, qui fait une distinction entre l'une et l'autre, distinction qui n'est pas admise par tous les pathologistes, tant s'en faut. Cela tient à ce qu'il est difficile de donner une définition précise de ces états complexes, dont on ne peut se faire une idée bien nette. Quoi qu'il en soit, on sait que, sous l'influence d'une modification de l'économie, intime et mal connue dans son essence, qu'on la décore d'un nom quelconque : *diathèse* ou *maladie constitutionnelle,* les lésions organiques ont une marche particulière et réclament une thérapeutique différente.

Ces considérations, connues depuis longtemps, ont été plus spécialement l'objet de travaux assidus de la part des maîtres de l'hôpital Saint-Louis, qui l'appliquèrent à l'étude des affections de la peau. Bazin surtout, par son enseignement, l'un des plus beaux titres de gloire de la Clinique française, est devenu le chef d'une école que, par opposition à l'École physiologique et organicienne on peut appeler École clinique.

C'est grâce à lui que la thérapeutique des affections de la peau est entrée dans une phase nouvelle et l'on ne traite plus seulement le symptôme, mais on s'attaque à la cause générale qui le produit et l'entretient.

La création de ces diathèses a fait voir que dans chaque lésion on avait le cachet d'une maladie imprégnant tout l'organisme. On a vu, dans la tumeur blanche, une marque de la *diathèse scrofuleuse,* du tempérament lymphatique. On a vu que l'asthme, la gravelle, l'arthropathie du gros orteil n'étaient que les divers modes d'agir d'une même diathèse, *la goutte*. Bouillaud a fait voir que le rhumatisme pouvait se localiser sous forme de fluxion articulaire ou d'endocardite. Sée et Roger ont encore rattaché au rhumatisme la chorée. La syphilis, qu'elle siége à la peau, qu'elle amène des périostoses, des gommes, des lésions viscérales, n'en reste pas moins la même entité morbide, la même unité pathologique. Elle se manifeste seulement sous des formes différentes, parce qu'elle siége dans des organes différents et qu'elle survient à des époques variables de l'infection. La syphilis héréditaire donne lieu aux mêmes considérations.

On voit, par ce qui précède, qu'une cause inconnue, dominant l'état local, peut se fixer sur diverses parties de l'organisme et imprimer un caractère typique à la symptomatologie, à la marche et par suite à la thérapeutique de la lésion produite.

De même que nous voyons des dyspepsies manifestement liées à la diathèse herpétique, la scrofule se fixer sur les articulations ou plus tard sur le foie ou le poumon, de même nous verrons ces diathèses se manifester sur l'œil, s'y fixer avec la ténacité qu'on observe sur d'autres organes, et réclamer le même traitement général. C'est l'étude de cette dernière localisation que je me propose de traiter dans ma thèse inaugurale, en me bornant toutefois à insister sur les manifestations qui portent sur les membranes profondes, iris et choroïde.

Une série de malades que j'eus occasion de voir à la clinique de mon maître, M. Abadie, m'a décidé à entreprendre ce travail. Je ne saurais trop lui témoigner ici ma reconnaissance pour ses savantes leçons et pour son obligeance à vouloir bien me communiquer les observations de quelques malades. J'essaierai de tirer profit de son enseignement et d'être aussi clair que possible dans l'étude de ce sujet, heureux si je puis faire ressortir ainsi un point mal précisé de thérapeutique.

L'étude de l'action des diathèses sur l'œil n'est pas une chose nouvelle. Dans tous les auteurs on trouve surtout signalée l'action de la syphilis sur l'organe de la vue. Aussi peut-on dire que c'est la diathèse que l'on cherche le plus à reconnaître, et que l'on s'attaque à combattre avec le plus d'énergie, peut-être aussi parce que contre elle les armes sont plus sûres.

La scrofule vient imprimer son cachet à ces blépharites, ces conjonctivites tenaces, ces kératites parenchymateuses qu'on observe dans l'enfance et qui ne cèdent qu'à la longue à un traitement local dominé par un traitement général.

Tous les médecins connaissent l'iritis rhumatismale, et on trouve même dans Chomel (1), des manifestations de même nature sur la sclérotique. « La sclérotique devient le siége d'une douleur, et la rougeur de la conjonctive n'apparaît que consécutivement, sans supersécrétion catarrhale, et cela chez un individu antérieurement atteint de rhumatismes évidents avec lesquels ces symptômes ont alterné. En pareil cas, il faut employer le même moyen de traitement que pour les rhumatismes viscéraux. »

Pour ce qui est des manifestations de la goutte sur l'œil, c'est aussi une chose admise. Trousseau et Galtier-Boissière (2) se servent du terme général *ophthalmie goutteuse*. Trousseau (3) signale des troubles sensoriaux sans préciser davantage le siége anatomique. « Un goutteux se plaignait de sa vue, ses yeux lui semblaient couverts d'un flocon

(1) Chomel. Clinique médicale, Goutte et rhumatisme, p. 417.
(2) Thèse de Paris, 1859.
(3) Trousseau. Clin. méd., 3e édit., t. III, p. 339.

de neige; ces sensations disparurent après un accès de goutte qui frappa le pied. » C'est la métastase goutteuse ou goutte larvée, comme il l'appelle. M. Jaccoud (1) dit que : « Un grand nombre d'auteurs avaient déjà signalé l'existence des ophthalmies goutteuses, comme l'attestent les observations de Aétius, Starck, Barthez, Stoll, Rush, Sichel, Bourjot-Saint-Hilaire ; mais Garrod a établi, d'une manière certaine, la nature de ces ophthalmies, en démontrant l'existence d'un dépôt d'urates de soude à la surface de la sclérotique dans deux cas soumis à son observation; de son côté, Robertson rapporte cinq cas de conjonctivites goutteuses, dans lesquelles pareils dépôts s'étaient produits dans la trame même de la conjonctive. Beer, Midlemore, Mackenzie ont fait aussi de louables efforts pour déterminer l'influence de la goutte sur l'œil et sur ses dépendances. Enfin, Lawrence et Wardrop ont rapporté des faits dans lesquels l'alternance de l'iritis avec des accès de goutte bien caractérisés ne pouvait être révoquée en doute. Laugier a communiqué à Charcot une observation dans laquelle ce phénomène était parfaitement caractérisé. Il est très-remarquable, ajoute ce dernier, de voir l'iris affecté de cette manière dans la goutte, puisque nous savons que le rhumatisme, et surtout le rhumatisme subaigu, nerveux et blennorrhagique provoque les mêmes accidents. »

On voit donc que les faits de localisation diathésique sur l'œil ne manquent pas et ne peuvent être mis en doute. Wecker (2) y signale même une fâcheuse coïncidence. Comme dans toute étiologie obscure, dit-il, la syphilis, la scrofule et le rhumatisme ont de tout temps joué un rôle. Tout ce que nous pouvons en dire, c'est que, quand

(1) Goutte. Dict. de méd. et clin. prat., p. 618.
(2) Wecker. Malad. des yeux, 2e édit., t. I, p. 394.

ces phénomènes apparaissent par leurs manifestations ordinaires en même temps que l'irido-choroïdite, elles sont assurément une complication grave de la maladie.

Après cet exposé d'idées générales, je citerai mes observations avant de parler du diagnostic et de la symptomatologie de l'irido-choroïdite envisagée dans les diverses maladies constitutionnelles.

OBSERVATIONS.

Observation I. Empruntée à M. Noël Gueneau de Mussy. — Leçons cliniques sur le traitement du rhumatisme. Union méd., 9 janvier 1873.

J'ai rapporté, à la Société médicale des hôpitaux, l'observation d'un jeune homme de constitution lymphatique, né d'un père goutteux. A la suite d'une blennorrhagie, il eut une attaque de rhumatisme musculaire généralisé avec cette forme molle, atonique, sédentaire, subchronique de congestions articulaires qu'on a donnée comme la caractéristique du rhumatisme blennorrhagique. La maladie dura au moins trois mois, et fut compliquée d'une ophthalmie des plus graves, offrant les mêmes caractères de résistance et de chronicité, affectant à la fois la conjonctive, la cornée, l'iris et la choroïde.

Deux autres fois ce malheureux jeune homme, sous l'influence de nouvelles blennorrhagies, parcourut le même odyssée pathologique ; et ces trois fois il faillit perdre la vue, qui se rétablit cependant, malgré le pronostic fatal d'un célèbre oculiste qui voulait lui pratiquer l'iridectomie.

Mais les années suivantes, deux fois aussi, sous l'influence de simples refroidissements, sans l'intervention de cause vénérienne, le rhumatisme se reproduisit sous la même forme, avec les mêmes complications, et eut la même durée. Après sa guérison, j'envoyai ce jeune homme une première année à Lamalou, et l'année suivante à Luchon. Depuis lors, il a joui d'une santé excellente, et ses yeux ont recouvré une acuité inespérée, après des atteintes aussi répétées et aussi profondes.

J'ajouterai que le père avait eu pendant plusieurs années, au printemps, des iritis périodiques qui avaient remplacé des lombago périodiques, et qu'il a eu depuis d'autres manifestations goutteuses qui se sont terminées par une affection cardiaque et des hémorrhagies cérébrales.

Observation II. Irido-choroïdite rhumatismale.

Fournier, 55 ans. Cet homme a un père qui a eu souvent des douleurs, dont il définit mal la nature. Sa mère est morte à 84 ans et se plaignait souvent de migraine. Son fils a eu des douleurs articulaires aiguës.

Quant à ce qui le regarde, voilà les renseignements qu'il donne : A l'âge de 20 ans, cet homme eut des douleurs dans les jointures et surtout dans les pieds, ce qui le rendit impotent pendant plusieurs mois. Depuis ce moment, il a souffert souvent dans les jointures des membres inférieurs et eut souvent des crampes d'estomac sans vomissements, ni pituite. Cependant, jusqu'à l'âge de 40 ans, il bût beaucoup d'alcool et fit bonne chère, par nécessité de position, dit-il; il était agent d'assurances. On ne trouve aucune trace de syphilis.

Sa vue a commencé à baisser il y a quinze ans. Il avait de temps en temps des douleurs orbitaires et péri-orbitaires. A chaque poussée aiguë, son œil s'injectait, et la photophobie était très-prononcée. Chacune de ces ophthalmies, comme il les appelle, guérissait avec des sangsues et des frictions autour de l'orbite. Ses deux yeux, pendant cinq ans, furent pris alternativement, et chaque fois l'œil atteint ne voyait rien, tant que durait l'acuité des symptômes. Après chaque poussée, la vue baissait un peu. Le malade, dès le début, commença à se plaindre de voir de petits points noirs (mouches volantes) dans son champ visuel ; le nombre de ces points noirs augmenta d'autant plus que sa vue baissait davantage. Quelquefois aussi il voyait des lueurs de dimensions et de couleurs variables.

Il y a dix ans, il souffrait tellement de son œil gauche, sa vue étant d'ailleurs à peu près perdue, qu'il se décida à se faire opérer *pour sauver l'autre œil,* lui dit M. D..., qui fit une iridectomie. Il resta soulagé de ses douleurs pendant trois ou quatre mois. Non-seulement sa vue n'a rien gagné à cette opération, mais encore elle y a perdu. Le malade voyait un peu de lumière avant l'intervention chirurgicale, tandis qu'après il ne vit plus rien du tout.

Depuis, l'œil droit fut sujet à des poussées douloureuses plus fréquentes qu'à gauche, sa vue baissa peu à peu ; les mouches volantes, au contraire, augmentèrent. Il y a six ans, les douleurs étaient tellement fortes à droite, que le malade vint voir M. L... ; après examen, il fit une iridectomie ; le malade *ne devait avoir qu'à y gagner*, d'après ce que lui disait M. L.... L'acuité visuelle ne gagna rien; les douleurs ont seulement diminué. Cependant de cet œil le malade a un peu d'acuité quantitative en dehors, mais il ne peut rien distinguer.

Après la seconde opération, ces douleurs revinrent de temps en temps, peut-être moins intenses. Depuis cinq ou six mois, le malade se plaint de quelques crampes d'estomac sans vomissement; l'appétit est diminué, quelquefois il survient de la constipation. Les sels de quinine n'ont point calmé ces crampes d'estomac. Depuis trois mois, il prend 7 à 10 gouttes de liqueur de Fowler chaque jour, son appétit paraît meilleur.

Voici quel était l'état de ses yeux le 12 mars 1873 :

Œil gauche. — La cornée est conique, transparente, avec quelques vaisseaux bien nets. Par l'éclairage oblique surtout, on peut voir une pupille artificielle en bas, avec de légères synéchies. A la partie supérieure et interne, l'iris a été décollée de son bord ciliaire sur une longueur de 2 ou 3 millimètres, son tissu paraît assez net. Le globe oculaire est volumineux, sa tension paraît augmentée, la perception lumineuse est nulle. Tout autour de la cornée, surtout en haut, se voit une teinte bleuâtre due à la présence des procès ciliaires, vus par transparence au travers de la sclérotique amincie.

Œil droit. — Il est injecté depuis quelques jours, surtout autour de la cornée, qui est un peu trouble et renferme quelques vaisseaux. Cependant l'éclairage oblique permet de voir une petite pupille artificielle occupée par une synéchie presque totale, à part une petite ligne noire qui est peut-être le point permettant au malade de jouir du peu de lumière quantitative qui lui reste. Le globe oculaire est volumineux, et son état aigu ne permet pas d'explorer son degré de tension.

Le malade porte au petit doigt de la main gauche un dépôt tophacé dont rend compte son état antérieur, qu'on voie là du rhumatisme ou de la goutte. Chez lui, il me paraît difficile de séparer les deux manifestations. Peut-être, à cause de ses douleurs articulaires répétées, vaudrait-il mieux en faire une manifestation rhumatismale. De plus, il a un fils rhumatisant.

Par l'étude de ces symptômes on reconnaît facilement une irido-choroïdite dont on trouve encore aujourd'hui des traces dans l'aspect de l'iris et dans les synéchies. On trouve aussi des restes de pupilles artificielles qui ont dû être faites pour modifier ces synéchies postérieures et ramener la communication entre la chambre antérieure et la chambre postérieure. Le diagnostic rétrospectif n'a que peu d'importance par lui-même. Le point intéressant, c'est de préciser son étiologie.

On ne trouve aucune trace d'une maladie antérieure de la cornée ; la conjonctive aussi est saine, les paupières sont souples ; il n'y a donc pas eu de granulation agissant sur le globe oculaire.

Dans les antécédents du malade, on ne trouve aucune trace de syphilis ; donc on n'a pas eu affaire à une iritis spécifique dont les synéchies ont amené consécutivement une irido-choroïdite. Mais, d'un autre côté, le malade est manifestement sous l'influence d'un diathèse rhumatismale, et nous croyons que c'est à cette circonstance qu'il faut rapporter les insuccès. L'opération a dû en effet être faite aussi bien que possible entre les mains d'opérateurs distingués comme L... et D.... Si le résultat a été mauvais et la marche progressive vers une perte de vue presque absolue, il faut incriminer la diathèse que l'on a méconnue.

Observation III. Irido-choroïdite chez un goutteux.

P..., 44 ans, est fils d'un père rhumatisant. Dans son enfance, il avait chaque hiver des engelures profondes aux pieds et aux mains.

Vers l'âge de 5 ou 6 ans, il eut des douleurs dans les deux genoux, qui devinrent enflés.

De 12 15 ans, il se plaignit souvent de battements de cœur.

De 15 à 18 ans, il avait des digestions difficiles, avec douleurs et quelquefois vomissements alimentaires, bien qu'il ne fît jamais d'excès.

Vers l'âge de 16 ans, l'œil droit commença à être douloureux à des époques irrégulières et rares, tout au plus quatre ou cinq fois par an. A chaque atteinte, douleur orbitaire et péri-orbitaire vive, photophobie ; les larmes lui paraissaient brûlantes ; son œil était injecté, la vision, momentanément disparue, revenait quand les douleurs étaient passées, mais chaque fois avec un degré moindre d'intensité.

A 19 ans, il reçut un petit coup dans l'œil droit. Cet accident n'amena qu'une gêne insignifiante, un peu de rougeur pendant deux ou trois jours, pas de diminution d'acuité dans son œil déjà malade, pas le moindre retentissement sur l'œil gauche. Il ne suspendit pas son travail. Cependant, dès ce moment, soit traumatisme, soit autre chose, les douleurs ne tardèrent pas à éclater sur l'œil droit, se répétant d'une façon plus intense et plus fréquentes qu'auparavant. Sa vue baissait aussi progressivement.

A 21 ans, il remarqua qu'à l'angle interne de son œil gauche des vaisseaux se développaient. Le malade ne peut dire s'il y avait une pustule ; il sait seulement qu'il y sentait une douleur vive, et que chaque poussée durait trois ou quatre jours, pour revenir toutes les six semaines environ, pendant plusieurs mois. La vue n'éprouvait aucune diminution de ce côté. Après trois ans, il dit avoir remarqué un point blanc sur l'œil gauche, au niveau du lieu où se développaient les vaisseaux; aujourd'hui, toute trace de ces manifestations a disparu. Vers la fin de cette période, la vue de cet œil commença à décliner, sans que le malade vînt à remarquer des phénomènes aigus comme à droite. Qu'étaient ces manifestations norbides sur l'œil gauche? Il me paraît difficile de le dire d'une façon précise. Pourtant il est probable que ces vaisseaux qu'il a remarqués et qui disparaissaient après chaque poussée aiguë, n'étaient que de la conjonctivite postuleuse dont le malade n'aura pas su voir la pustule. Etant donné ce fait, qu'on ne trouve aucune trace du délit antérieur, on ne peut guère songer à un ptérygion qui n'aurait pas disparu seul ; la conjonctivite de l'angle interne ne me paraît pas plus admissible. Quant à l'épisclérītis, rien ne rappelle sa marche ; d'ailleurs, c'est une affection sérieuse, longue, qui ne vient pas par poussées de quelques jours pour disparaître tout à fait.

Quoi qu'il en soit de cet état morbide, il paraît tout secondaire, puisqu'il n'a que peu influencé l'état de la vision.

En 1853, alors qu'il avait 24 ans, le malade consulta M. D... pour son œil droit, dont il ne voyait guère, et qui était toujours le siége de douleurs. Le diagnostic porté fut : *ophthalmie avec fausse cataracte*. Je cite telles quelles les paroles du malade, sans y attacher d'autre importance. Comptant pour peu le léger traumatisme dont avait été atteint le malade, l'opérateur ne songea nullement à une énucléation de l'œil droit, bien qu'il y eût des manifestations morbides sur l'œil gauche, qui, de prime abord, pouvaient un peu faire craindre une ophthalmie sympathique. Une première opération ne donna presque aucune vision, l'ouverture fut refermée trois jours après ; une seconde, à la partie interne, donna un peu d'acuité. A cette époque, l'œil gauche baissait toujours et le conduisait péniblement. M. D..., consulté à ce sujet, conseilla de le garder en cet état et d'attendre.

En 1855, interrogé pour la même cause, M. Duc... lui fit mettre sur la conjonctive gauche de la pommade au nitrate d'argent. De plus, il l'électrisa pendant onze mois sans le moindre succès. Son œil était le siége de poussées aiguës et irrégulières, comme sur le droit avant l'opération. Celle-ci n'avait fait que rendre les douleurs moins vives.

En 1858, le malade eut des douleurs articulaires, surtout aux membres inférieurs et aux mains. Depuis lors, il a souvent des douleurs erratiques dans les jambes, du torticolis, du lumbago.

En 1868, le malade veut encore tenter de nouveau. M. M..., s'autorisant du peu d'acuité visuelle qu'il trouve à droite, propose une nouvelle opération de ce côté. Le malade n'accepte pas. A quelque temps de là, il vit de Graefe de passage à Paris ; celui-ci lui dit qu'avec une opération sur l'œil gauche, il pourrait peut-être y voir à se conduire ; il ne se décide point.

Voici maintenant l'état dans lequel je vis le malade au mois de mars 1873 :

Il se trouve très-bien portant et ne se plaint que de ses

quelques douleurs articulaires et de quelques rares poussées du côté des yeux. Il porte sur les doigts, et surtout aux deux petits doigts des deux mains, des dépôts tophacés notables sur la face dorsale de l'articulation de la deuxième et de la troisième phalange; il existe une flexion assez prononcée, qu'on ne peut faire disparaître. Les mêmes saillies se voient, mais moins prononcées sur les autres doigts. Par moment, le malade se plaint que la raideur de ses mains s'accompagne de souffrance. Aux gros orteils, on trouve des nodosités manifestes.

Malgré toutes les interrogations, cet homme intelligent, et qui s'est bien observé, ne signale aucune attaque franche de goutte. Mais vers l'âge de 20 à 30 ans, il avait souvent des migraines. Il a souvent des démangeaisons. Ses digestions sont quelquefois douloureuses. Son fils, qui a 6 ans, a déjà eu des attaques d'asthme bien franches, qu'on ne peut mettre sur le compte de sa mère, laquelle est d'une bonne santé.

Œil droit. — Il porte les traces de deux iridectomies, la cornée est peu nette et laisse voir quelques vaisseaux peu développés. Le globe oculaire est assez mou, avec perception lumineuse en dedans, permettant de distinguer une lampe baissée et à la distance de 5 ou 6 pieds. Mais c'est insuffisant pour le conduire.

Œil gauche. — Il n'a subi aucune opération. Le globe porte les caractères ultimes de l'irido-choroïdite à la période de régression. On voit encore la place de la pupille obstruée par une synéchie totale. Le globe se ratatine, le corps vitré souffre dans sa nutrition, la rétine est décollée très-probablement. La lumière d'une lampe, promenée devant son œil, n'est aperçue en aucune position. La compression sur le globe ne donne lieu qu'à de légers phosphènes à droite ; sur l'œil gauche, le malade n'accuse aucune sensation.

Réflexions. — La lecture de cette observation pourrait paraître de prime abord favoriser l'opération, puisque c'est l'œil droit, c'est-à-dire celui qui a eu deux iridectomies qui donne un peu d'acuité, tandis que le gauche, sur lequel il n'y a eu aucune intervention, ne donne aucune sensation lumineuse, même quantitative. Pourtant, si l'on tient compte de l'état général du malade, de la marche lente de la maladie, du début insidieux et non douloureux sur l'œil gauche, il me paraît difficile de ne pas admettre une influence diathésique. En tout cas, cet état a été complètement mis de côté, puisqu'aucun des médecins n'a institué un traitement général, que paraissait demander la constitution du malade.

Le léger traumatisme de l'œil droit n'autorise pas davantage à voir une influence sympathique sur l'œil gauche, ui d'ailleurs ne débute pas ainsi d'ordinaire.

OBSERVATION IV. Irido-choroïdite arthritique. (Communiquée par M. Abadie,)

M..., dentiste, 42 ans, vient me consulter pour des douleurs et des troubles de la vue du côté droit.

Il y a déjà quelques semaines que ce malade a de la gêne de son œil droit. La vue est un peu trouble, mais il n'éprouve pas de douleur notable. Il a successivement consulté M. V... et M. X... qui, tous deux, ont fait le diagnostic *iritis séreuse.* La médication n'a rien amélioré. Au moment où il vient me consulter, il se plaint de douleurs peu prononcées et de mouches volantes. Je constate des restes d'iritis séreuse avec du piqueté blanc sur la membrane de Descemet. La pupille est nette, l'iris peu mobile et moins brillante que d'ordinaire, l'iritis séreuse s'était compliquée d'irido-choroïdite. J'employai successivement des instillations d'atropine, des frictions mercurielles autour de l'orbite, la ventouse Heurteloup à la tempe et des pilules de sublimé à l'intérieur, je n'amenai aucune amélioration. Des synéchies s'étaient formées, et les douleurs persistant, je crus voir une des indications de de Graefe, je fis une iridectomie. Les accidents, un moment enrayés, ont repris leur marche. Le cristallin s'est cataracté, et son œil fut totalement perdu pour la vision.

C'est consécutivement à la choroïdite que la gêne de nutrition vint amener le trouble du cristallin.

A quelque temps de là, l'autre œil devint malade avec les mêmes symptômes, iritis séreuse, puis points noirs et douleurs circum-orbitaires par très-légères poussées successives. Me rappelant l'insuccès de mon premier traitement, je le montrai à M. Wecker qui se décida pour une iridectomie. Le malade s'en souciait peu; quant à moi je n'étais pas du tout partisan d'une opération, averti par le résultat de l'œil droit et quelques autres cas de même nature. En cherchant avec soin, en interrogeant ses antécédents, je finis par découvrir du pityriasis sur la poitrine.

M. Bazin, consulté, vit dans cette éruption une manifestation arthritique, et dans la lésion de l'œil une des phases de la diathèse. Le traitement par les alcalins n'amena aucun résultat favorable après deux mois de continuation assidue.

Ayant découvert que le petit doigt de la main gauche était ankylosé par des dépôts périarticulaires, j'ai songé à la goutte. M. Charcot, à qui je conduisis le malade, trouva de plus des phénomènes gastriques anciens (vers l'âge de 25 ans) qu'il rattacha à une diathèse goutteuse. Il prescrivit un traitement arsenical (10 gouttes de liqueur de Fowler par jour) et de la teinture d'iode à l'intérieur. Le malade prit alternativement pendant quinze jours de l'un ou de l'autre de ces médicaments. De plus, de temps en temps, on fit à la nuque, avec le fer rouge, des cautérisations superficielles. Grâce à ce traitement, le corps vitré, d'abord floconneux, s'est éclairci. Plus tard, M. Charcot envoya ce malade une saison aux eaux de laBourboule. Depuis un an, son œil non opéré a une très-bonne acuité. L'état général et local se maintient bien. Chez cet homme, évidemment l'affection de l'iris et de la choroïde n'était qu'un effet de la diathèse, et je n'ai pas fait l'iridectomie, car j'étais convaincu qu'elle aurait un mauvais résultat.

Par suite du traitement général, l'œil primitivement opéré qui était arrivé à n'avoir plus qu'une faible perception quantitative, en a recouvré peu à peu davantage.

Peut-être même que plus tard si un accident quelconque venait à faire perdre l'œil non opéré, pourrait-on songer à enlever ce cristallin cataracté.

Tout resta en bon état jusqu'au mois d'avril 1873. Le 14 de ce mois, M. Abadie m'apprend que depuis quinze jours son malade est repris de phénomènes congestifs sur l'œil gauche. Celui-ci est injecté, ainsi que le côté correspondant de la face; l'œil est à peine douloureux.

De nouveau sont apparus des corps flottants dans le corps vitré. Des sangsues l'ont soulagé notablement, mais l'irido-choroïdite ne parait pas enrayée, il reprend son traitement général.

Observation V (communiquée par M. Abadie). Irido-choroïdite double chez un malade ayant eu des douleurs rhumatismales.

En 1871, M. R..., interne des hôpitaux, a adressé à M. Abadie un malade qui avait perdu la vue de l'œil droit par irido-choroïdite. M. S... fit cependant une iridectomie, mais la perception lumineuse n'y gagna rien.

L'autre œil devint bientôt le siége de douleur par poussées successives, en même temps que des mouches volantes troublaient la vision. Celle-ci baissa d'une façon considérable, et le malade en arriva à se conduire avec peine. M. B... (de Montpellier), consulté à ce moment, prescrivit un séton à la nuque. Trois mois après, le malade va mieux, il peut lire assez bien. Mais la vue baisse quand il supprime le séton, il est obligé de le maintenir constamment.

Plus d'un an après, les accidents augmentent de nouveau sur l'œil non opéré; c'est alors qu'il s'adresse à M. Abadie. L'état général et l'état local, interrogés avec soin, on lui prescrit de nouveau le séton (supprimé depuis trois mois), et, de plus, de la teinture de colchique et des sudations chaque matin.

Trois jours après ce séton joint au traitement général, l'acuité visuelle a remonté d'un tiers et a continué à augmenter en même temps que disparaissaient les corps flottants du corps vitré. Bientôt le malade a pu supprimer le séton et s'en tenir au traitement général continué pendant plusieurs mois. Aujourd'hui la vision s'est bien maintenue et est bonne sur l'œil non opéré, elle n'a rien gagné sur l'œil qui avait subi une iridectomie.

Il était facile de retrouver dans l'histoire des antécédents une influence rhumatismale. Depuis l'âge de 20 ans, en effet, le malade est sujet à des douleurs musculaires et articulaires. L'influence d'un traitement général longtemps continué plaide assez en faveur d'une diathèse pour ne pas y insister davantage. Ce succès peut être mis en opposition avec ce qu'on a obtenu sur l'œil droit par une intervention chirurgicale. De ce côté, d'après le malade, la marche de l'affection avait été la même qu'à gauche.

Observation VI. Irido-choroïdite liée à de la dysménorrhée, chez une femme ayant eu des douleurs articulaires.

Jeanne J..., 36 ans; cette femme a une bonne santé ordinaire; ses parents ne sont pas rhumatisants.

Elle n'a jamais eu d'enfants et a été bien réglée jusqu'à il y a quatorze mois.

A 22 ans, elle eut des douleurs articulaires qui la retinrent un mois au lit; depuis elle ne s'en est pas ressentie.

Depuis quatorze mois elle a des battements de cœur, sans œdème des membres inférieurs.

Depuis ce moment, elle est mal réglée, elle voit tous les quinze ou dix-huit jours, et pendant un jour, au lieu de voir pendant cinq jours et chaque mois, selon son ordinaire. Son état général s'est maintenu assez bon. A chaque époque des règles, elle est prise de douleurs dans l'œil droit; l'œil gauche reste sain. Ces douleurs, le plus souvent très-fortes, s'accompagnent de rougeur de l'œil, de sentiment de chaleur dans la tête. Elle ne peut rien voir de son œil tant que dure cette poussée aiguë. Celle-ci se prolonge un quart d'heure ou, dans quelques cas, un jour ou deux au maximum.

Sa vue revient ensuite, mais un peu plus faible.

Il y a quatre mois, nouvelle poussée aiguë, plus forte que d'ordinaire et durant quatre ou cinq jours.

Depuis ce moment, elle voit constamment des mouches volantes; sa vue est trouble et ne lui permet pas de lire de son œil droit.

La nuit elle a quelquefois des douleurs entre les épaules et aux lombes, avec un peu de gêne articulaire. Son appétit est assez bon. Depuis deux mois elle n'a pas eu de règles, et ses douleurs sont revenues plus fortes dans son œil droit. Il lui semble plus trouble. Pas de signes de syphilis.

Etat actuel. Février 1873. Œil gauche. Papille bien nette, milieux transparents.

Œil droit : L'iris est assez brillant, mais il est peu mobile; par l'éclairage oblique, on voit quelques petits points noirs sur la cristalloïde, ce sont les restes des synéchies. Tout le cercle interne de l'iris est adhérent et présente une même teinte noirâtre accolée sur la cristalloïde. Le corps vitré est trouble, et l'on ne peut apercevoir aucun corps flottant. La papille est diffuse et congestionnée. La dureté des deux globes oculaires est égale des deux côtés; la pression n'est pas douloureuse.

Réflexions. — Il me semble que les signes d'une irido-choroïdite sont assez nets pour qu'on ne puisse pas les mettre en doute. Pourtant il me paraît difficile de voir dans chaque récidive un effet des synéchies ; il me paraît bien plus évident que l'état général domine cet état local. A chaque époque menstruelle, ou plutôt à chaque fois que la malade a ses règles, son œil devient douloureux et trouble. Depuis deux mois aucun écoulement sanguin ne s'est fait, et les douleurs ont persisté d'une façon continue. On ne peut admettre une simple coïncidence. Seulement il me paraît plus difficile de démêler si le rhumatisme est pour quelque chose dans ces manifestations. On a prescrit surtout des révulsifs sur les membres inférieurs et sur le bas-ventre et des sudations. N'ayant pas revu la malade, je ne puis savoir si elle a obtenu de l'amélioration.

Observation VII. Irido-choroïdite chez un rhumatisant.

M. Abadie me rapportait l'histoire d'un médecin qui, jeune encore, avait été obligé d'abandonner sa clientèle, parce que sa vue baissait peu à peu, sans douleur bien prononcée. Ce malade avait une irido-choroïdite double, datant de plusieurs années, avec corps flottants dans le corps vitré. Le début avait été bien plutôt une choroïdite séreuse qui avait fini par se compliquer d'iritis et de synéchies, qu'une iritis franche, aboutissant à de la choroïdite. M. Abadie ne fit aucune intervention chirurgicale, le malade fut soumis au traitement des alcalins et des sudorifiques, puis il fit une saison à Vichy; la vue s'améliora de plus en plus, les corps flottants disparurent, et aujourd'hui, bien que la vue ne soit pas encore parfaite, il peut suffire à sa clientèle, ce qui lui était impossible avant un traitement approprié.

Observation VIII (communiquée par M. Abadie). Irido-choroïdite avec double iridectomie.

M. X..., médecin, racontait à M. Abadie que sa sœur avait eu une irido-choroïdite double. Sa vue avait baissé peu à peu pour disparaître presque totalement à la suite de poussées douloureuses périodiques. Une première opération sur un œil calma les douleurs, mais la vision n'y gagna rien. Malgré son premier insuccès, un oculiste expérimenté fit encore une iridectomie sur l'autre œil, le résultat fut celui de la première opération. Aujourd'hui la malade n'a gagné qu'une diminution de ses douleurs; la vue n'a pas remonté, elle est restée à peu près stationnaire. Je ne puis dire s'il y avait un état diathésique, n'ayant pu avoir des renseignements plus étendus. Il ne m'est permis que de constater les insuccès de deux opérations sur deux yeux successivement atteints, sans cause connue; mais les irido-choroïdites d'emblée et idiopathiques sont si rares que l'expérience clinique paraît bien faire admettre une influence constitutionnelle.

Observation IX. Chorio-rétinite syphilitique compliquée d'iritis. Double iridectomie sans succès.

Jeanne M..., 60 ans, passementière. Cette femme avait de bons yeux dans son enfance et jusqu'en 1870. A ce moment, sans que rien dans son état général se fût modifié, sa vue commença à baisser, en même temps que survenaient des douleurs péri-orbitaires assez intenses, sans augmentation notable pendant la nuit. Après deux ou trois moins de souffrance, un médecin est consulté; il prescrit de l'iodure de potassium à l'intérieur. Dès ce moment, les douleurs ont diminué et la vue s'est améliorée. Sans l'avis de son médecin, la malade cesse l'iodure après trois mois, avec une amélioration notable qui se démentit bientôt, au point qu'il y a huit mois elle ne pouvait ni lire ni travailler.

Depuis lors les accidents revinrent comme la première fois;

cependant il paraît plus manifeste que les douleurs augmentaient vers le soir.

Elle consulte, en 1872, un chirurgien, qui lui propose de l'opérer, pour empêcher sa vue de baisser de plus en plus.

Il lui fait deux iridectomies, et elle sort après douze jours, guérie de ses opérations. Aucune médication interne ne fut instituée. Les douleurs avaient totalement disparu grâce à ce traitement; la vue avait gagné un peu de netteté, qu'elle commença bientôt à perdre de nouveau. Depuis quelques semaines il revient aussi la nuit quelques douleurs assez fortes. En mars 1873, à la clinique de M. Abadie, on constate les restes d'une double pupille artificielle bien nette. Sur la cristalloïde se voient des débris des vieilles synéchies qu'a détruites l'opération. Le bord pupillaire de l'iris est aminci et complètement accolé sur le cristallin. L'iris a presque conservé son brillant.

A l'examen ophthalmoscopique, voici ce que l'on trouve :

Œil droit. — Les milieux sont assez transparents, on ne voit pas de flocons dans le corps vitré. La papille a une teinte rosée, à bords bien nets, en dedans et en dehors. En bas (à l'image renversée) se voit une tache blanc-grisâtre, empiétant un peu sur le bord papillaire et se perdant, après un court trajet en éventail, dans la choroïde; son contour est mal limité. Un vaisseau passe sur cette tache, qui le laisse voir d'une façon presque complète. A la partie supérieure de la papille, et occupant un tiers de sa circonférence, se voit une autre plaque beaucoup plus grande et de même teinte grisâtre que la première. Elle s'épanouit aussi en éventail sur la choroïde, mais en s'éloignant davantage de la papille. Deux vaisseaux papillaires, d'un calibre notable, et de petits vaisseaux passent sur cette plaque qui efface à peine leur contour. La choroïde, circonscrivant la papille, présente une teinte pâle avec des dépôts pigmentaires et des vaisseaux appartenant à cette membrane. En se rapprochant des régions équatoriales, la teinte blanche disparaît, mais les dépôts pigmentaires, séparés par des bandes rougeâtres, persistent; en ces points les cellules épithéliales ont disparu. Plus on se rapproche de l'équateur, plus cet aspect diminue jusqu'à ce que la choroïde soit revenue à son état normal, sans altération des cellules pigmentaires.

Œil gauche. — La choroïde offre absolument le même

aspect. En haut et en bas de la papille se voient aussi de petites plaques dont la plus grande est à la partie supérieure. Leur étendue est moindre que celle de l'œil droit; on y retrouve la même teinte blanc-grisâtre.

Les vaisseaux passent très-nettement *en avant* de ces taches, surtout sur l'inférieure. L'aspect de ces plaques blanchâtres rappelle assez bien ce que l'on voit dans le cas de persistance des fibres nerveuses à double contour. Quelques signes pourtant peuvent les différencier. Dans le cas de persistance des fibres nerveuses à double contour, c'est-à-dire n'ayant pas perdu leur myéline, la couleur est moins terne et la délimitation sur la choroïde plus nette; les bords ne sont pas diffus, au contraire, ils sont bien marqués et rappellent ce que l'on voit sur la papille physiologique des lapins. De plus, comme les vaisseaux sont dans la couche superficielle de la rétine, c'est-à-dire dans la couche des fibres nerveuses, il s'ensuit qu'ils disparaissent d'une façon à peu près complète avec des fibres non translucides, ce que nous ne retrouvons pas ici, surtout sur l'œil gauche. Nous sommes donc bien en face d'un état pathologique que confirment les altérations de la choroïde et de l'iris. Cette lésion, par la multiplicité des membranes qu'elle envahit, par l'aspect qu'elle leur donne, par l'âge de la malade, permet d'affirmer une origine spécifique. Pourtant la malade nie tout antécédent. Mais, il y a trois ans, elle eut des douleurs orbitaires et nocturnes que calma l'iodure de potassium; sa vision, déjà trouble, en fut même améliorée. Aussi on lui prescrit le traitement suivant : frictions avec onguent mercuriel double, et iodure de potassium, 1 gramme à l'intérieur par jour.

La malade ne revint à la clinique que le 28 avril 1873. Voici ce qu'elle me raconta : Elle suivit le traitement indiqué pendant trois semaines. Les douleurs nocturnes cessèrent, la vue s'améliora beaucoup sans cependant permettre la lecture. Après ces trois semaines, la malade, croyant que l'amélioration allait continuer, cesse tout traitement. Les accidents ne tardèrent pas à revenir, et elle nous les signale le 28 avril. Son fond d'œil ne paraît pas différer beaucoup de ce qu'il était au mois de mars; l'acuité visuelle est restée à peu près la même, 1/10e environ. Cette nouvelle rechute, après une amélioration par un traitement spécifique, vient bien encore confirmer le diagnostic : syphilis.

La même prescription est faite; mais cette fois la malade, ayant reconnu son importance, est bien décidée à ne pas la sesser si vite. La situation des taches en arrière du plan des fibres nerveuses, c'est-à-dire dans la couche de la névroglie, des cônes et des bâtonnets, rend le pronostic assez sérieux, si ces organes sensoriels sont trop altérés pour revenir à l'état physiologique.

Observation X. Irido-choroïdite de l'œil droit terminée par atrophie du globe. Chorio-rétinite de l'œil gauche. Syphilis.

L..., femme de 49 ans, vient à la clinique de M. Abadie, se plaignant de voir sa vue baisser du côté gauche. Son œil droit ne donne aucune acuité visuelle.

Dans son adolescence, cette malade eut souvent la migraine; depuis quelques années ces phénomènes ont disparu. Il est rare maintenant qu'elle ait mal à la tête. Son intelligence est nette, son appétit conservé. La période de la ménopause s'est passée sans accident. Elle dit n'avoir jamais eu d'éruptions sur le corps, jamais de maux de gorge ni de chute des cheveux.

L'examen ophthalmoscopique de son œil gauche, dont elle ne souffre pas, fait constater une hyperémie considérable de la papille. Ses bords sont diffus et se distinguent mal des tissus voisins. Les vaisseaux disparaissent en partie sous cette apparence nuageuse. La choroïde n'a que de petits points blanchâtres mal circonscrits. On ne voit aucun corps flottant dans le corps vitré; les régions équatoriales sont saines. L'iris est assez mobile et a conservé son brillant. Comme troubles fonctionnels, la malade n'accuse que de la diminution d'acuité visuelle.

Nous nous trouvons là en présence d'une affection du nerf optique et de la rétine, d'une neuro-rétinite, accompagnée de choroïdite. Quelles sont les maladies qui peuvent donner lieu à cette lésion? On ne peut guère songer à une affection cérébrale. Car, si on admettait celle-ci, il faudrait constater des troubles cérébraux qui n'existent point; on aurait une dilatation veineuse considérable, peut-être de l'hémorrhagie, du boursouflement de la papille qu'on ne constate pas ici. De plus, la malade a perdu son œil droit, il y a cinq ou six ans, par un processus qui paraît analogue à celui que nous constatons en ce moment à gauche. Troubles de la vue de plus en plus prononcés, jamais de douleurs considérables, puis cécité complète. Par l'éclairage oblique, on constate de ce côté des synéchies nombreuses et des déformations pupillaires. L'iris a perdu de son brillant. Le globe de l'œil est ratatiné.

Ces phénomènes morbides divers, que nous trouvons à droite, sont d'une grande utilité pour mettre sur la voie du diagnostic de la lésion du côté gauche. On ne peut, en effet, songer à une affection cérébrale ayant fait perdre l'œil droit et venant aujourd'hui retentir sur l'œil gauche. Rien non plus dans les manifestations ne rappelle une ophthalmie sympathique, qui d'ailleurs est très-rare en dehors du traumatisme. Alors, on ne trouve aucune autre maladie pouvant donner lieu à une pareille lésion, si ce n'est la syphilis. L'âge de la malade fait encore penser à cette cause. C'est elle qui s'est localisée à droite sous forme de chorio-rétinite aboutissant à de l'iritis et à l'atrophie du globe. Aujourd'hui, c'est le début d'un même processus que l'on trouve à gauche; d'ailleurs, l'aspect du fond de l'œil est le type de ce que l'on voit dans la syphilis. Bien que la malade ne fasse aucun aveu d'infection, M. Abadie prescrit des frictions d'onguent mercuriel double, en même temps que 1 gr. 50 d'iodure de potassium à l'intérieur, à prendre chaque jour.

Du côté droit, la malade n'accusant aucune sensation lumineuse, il n'y a pas à songer à faire une pupille artificielle au point de vue optique; du reste, aucun accident douloureux ne nécessite une intervention. N'ayant pas eu occasion de revoir la malade, qui était venue consulter de province, je ne puis savoir si le traitement est venu justifier le diagnostic.

J'ai rapporté ici cette observation que l'on pourrait trouver un peu éloignée du but de ma thèse, pour donner une idée de la marche de la syphilis envahissant d'abord les parties postérieures pour gagner les parties antérieures et aboutir à une atrophie du bulbe. Dans ce cas, si un chirurgien était intervenu contre les douleurs qu'a éprouvées la malade à une certaine période, il est robable que c'eût été inutile, et que l'affection choroïdienne aurait continué, car l'iritis avec ses synéchies n'était qu'une lésion secondaire. D'ailleurs, l'insuccès eût été encore plus assuré si l'on n'avait pas songé à employer le traitement spécifique. Le processus aurait continué comme dans l'observation précédente où les deux yeux furent atteints en même temps.

Observation XI (empruntée au livre de Bazin : Sur les affections cutanées artificielles). Manifestations oculaires de la lèpre.

Bien que cette observation ne présente pas les signes de l'irido-choroïdite, je donne cependant ici les passages qui ont rapport à l'affection oculaire. Je confirmerai ainsi ce fait, c'est que la lèpre est une affection qu'on arrive quelquefois à modifier un peu sur la peau, mais elle progresse sur l'organe de la vue. Là, on ne peut guère traiter, comme sur la peau, la lésion locale, il faut s'en tenir à l'influence du traitement général pour modifier l'organisme; jusqu'à présent le résultat est peu favorable.

Romuald (Emmanuel), âgé de 9 ans 1/2, né à la Guadeloupe, est atteint d'éléphantiasis tuberculeux. Au moment où il consulte Bazin, il est malade depuis huit mois, il porte sur tous les membres et la face des tubercules rugueux et inégaux, et sur le tronc des taches irrégulières, jaunes-rougeâtres, mal délimitées, et qui paraissent avoir précédé les tubercules.

« La vue est faible, bien qu'on ne trouve aucune altération appréciable de la conjonctive ou des milieux transparents de l'œil. Mais l'examen à l'ophthalmoscope nous a montré la choroïde rouge, dépouillée en totalité de son pigmentum... »

Il est soumis au régime des alcalins, puis plus tard, sur ses tubercules, à la pommade du Dr Thorp. Après dix-huit mois de traitement, l'état général est meilleur. « Du côté de l'organe de la vision, l'état du malade est beaucoup moins satisfaisant. La vue est très-affaiblie, il lit très-difficilement. Le bord libre des paupières est affecté d'une blépharite ciliaire que l'on peut attribuer à la pommade du Dr Thorp, dont on ne préservait pas suffisamment les paupières. »

Le malade de Bazin n'a pas eu d'intervention chirurgicale, mais M. Abadie me disait avoir parlé avec un médecin du Brésil de l'irido-choroïdite chez les lépreux. Ce médecin lui signalait ce fait que, dans les cas où l'on avait voulu faire une iridectomie, l'état de l'œil s'était aggravé et l'affection avait fini par aboutir à une atrophie du globe. Averti par ces faits, M. Abadie ne voulut pas intervenir sur un lépreux atteint d'irido-choroïdite qui lui était envoyé de l'hôpital Saint-Louis et que je vis à sa clinique l'an dernier. Cependant il y avait des synéchies manifestes, du trouble de la vision, mais les douleurs étaient d'ordinaire peu considérables.

Pourtant il lui fit un jour une paracentèse pour une poussée très-aiguë accidentelle. Il ne survint rien de fâcheux. Mais il était convaincu qu'une iridectomie faite sur un malade couvert de tubercules de lèpre ne pourrait amener qu'un insuccès. Il valait mieux laisser le malade avec le peu d'acuité visuelle qui lui restait que de hâter davantage la marche fatale. Cet homme pouvait rester encore peut-être plusieurs années avec une vision assez bonne, à cause de la marche généralement lente de l'affection.

Pour en finir de suite avec les affections oculaires de la lèpre, dont je n'ai que peu de choses à dire, je parlerai de suite de leur symptomatologie. Les auteurs sont très-courts à ce sujet, et je n'ai aucune expérience personnelle. J'ai puisé les quelques mots qui suivent dans Bazin (1) et la thèse inaugurale de Lamblin (1871).

L'œil prend une teinte bistre particulière ; la cornée a

(1) Bazin. Leçons sur les affect. cutan. artific. Paris, 1862.

quelquefois l'aspect que l'on trouve dans le cercle sénile des vieillards. La matière tsarathique qui occupe la conjonctive peut s'infiltrer dans la cornée, en disjoindre les lames, s'épancher dans la chambre antérieure. L'iris, la choroïde sont atteints, la vision est progressivement abolie. L'ophthalmoscope fait constater des altérations diverses; la choroïde quelquefois est rouge, injectée et dépouillée de son pigment. La marche est lente le plus souvent. On a signalé encore un exsudat albumino-fibrineux, remplissant l'œil, et une légère diffusion rétinienne.

Dans d'autres cas, l'affection progresse de l'intérieur vers l'extérieur; longtemps on constate des troubles visuels avec des douleurs orbitaires sourdes et profondes, puis un jour on découvre un point jaune sale sur l'iris. Ce point s'étend de plus en plus, et finit par obstruer le champ pupillaire; dès ce moment la vision est, sinon perdue, au moins sérieusement compromise.

Enfin dans quelques cas rares, les lésions ont une marche rapide qui aboutit vite à une fonte purulente du globe oculaire.

ÉTUDE DIAGNOSTIQUE.

Rhumatisme, Goutte. — Etant donnée un irido-choroïdite en voie de développement ou à la période stationnaire, peut-on, avec les seuls signes cliniques que fournit l'examen de l'œil, reconnaître une cause intime venant imprimer un cachet particulier sur le globe oculaire? D'une manière générale, on peut affirmer que cela n'est pas possible, malgré l'avis d'un certain nombre d'auteurs. La syphilis paraît être la seule maladie constitutionnelle qui donne un caractère spécial, que l'on rencontre quelquefois dans l'iritis et souvent dans les lésions des membranes profondes de l'œil.

Pour ce qui est de l'irido-choroïdite, dans une diathèse quelconque, on peut ici répéter ce que Wecker dit de l'iritis (1).

Il faut convenir que la dyscrasie rhumatismale ne semble coïncider plus particulièrement avec aucune forme d'iritis. On a signalé au pourtour de la cornée une inflammation du tissu épiscléral et une injection périkératique prononcée, d'une teinte violette ainsi qu'un léger chémosis des paupières, comme signe d'iritis rhumatismale ; mais aucune statistique bien précise ne se montre à l'appui de ces assertions, faites sans doute sous l'inspiration d'une idée préconçue en faveur de l'origine diathésique de certaines variétés d'iritis. ».

Les yeux atteints d'irido-choroïdite, que le malade soit ou non sous l'influence d'une diathèse, sont soumis à des poussées aiguës, alternant avec des moments de tranquillité. Pendant les douleurs, l'œil s'injecte, la vision se trouble, quelquefois même s'éteint tout à fait. C'est à l'englobement des nerfs ciliaires comprimés par l'exsudat qu'il faut rapporter l'acuité de ces douleurs, s'étendant à tout le globe et dans toute la région péri-orbitraire ; dans certains cas, on a vu même toute cette dernière région participer à l'injection.

Les synéchies postérieures qui se sont formées pendant l'iritis, début de l'affection qui s'est étendue à la choroïde, sont une des causes qui sans cesse sont prêtes à ramener les phénomènes glaucomateux des périodes aiguës. C'est là un effet tout local, gênant les mouvements de l'iris, la

(1) Wecker. Traité des maladies des yeux, 2e édit., t. I, p. 394.

communication entre la face antérieure et la face postérieure de l'iris, par suite empêchant le libre échange des liquides des deux chambres de l'œil, d'où rupture d'équilibre entre la pression du fond de l'œil et celle de la chambre antérieure. Une cause qui viendra troubler la circulation oculaire, ou une poussée congestive du côté de l'encéphale, ou un repas trop copieux peut faire éclater ces phénomènes douloureux. L'impression subite du froid, une modification atmosphérique surtout chez un rhumatisant, l'époque des règles chez la femme, peuvent aussi les occasionner. On les a vus survenir en même temps que des douleurs dans d'autres jointures et même comme métastase quand celles ci ont cessé d'une façon brusque; c'est surtout dans la goutte que l'on observe ces déplacements pathologiques.

A la suite d'une série de ces poussées douloureuses, la vision se perd de plus en plus, des mouches volantes occupent le champ pupillaire, le cristallin, gêné dans sa nutrition, devient opaque; le corps vitré qui d'abord ne contenait que quelques corps flottants, devient tout à fait trouble. M. Wecker (*Gaz. hebdomadaire* 1858, 3 sept.) croit que la cataracte est due à la tension de l'iris et aux troubles de nutrition qu'elle amène dans la zone de Zinn aussi bien que dans l'iris lui-même. En effet, on voit souvent disparaître de légères opacités du cristallin, lorsque l'iridectomie a donné issue au liquide accumulé derrière l'iris, et supprimé ainsi la pression qu'il exerçait sur cette membrane. La pression que ce liquide exerce en même temps sur les procès ciliaires peut être également invoquée comme une des causes de nutrition anormale du cristallin. A la période correspondant à ces lésions anatomiques, la vision est presque tout à fait abolie, même d'une façon quantitative surtout vers la périphérie ; celle-ci a en effet subi la première les atteintes de l'inflammation de la choroïde. Le globe oculaire est volumineux, l'iris qu'on a quelquefois de la peine à voir, à cause du trouble de la cornée, a perdu de son brillant, il est terne, atrophié, sa nutrition souffre ainsi que celle de la choroïde. Les vaisseaux sanguins englobés par l'exsudat ont perdu de leur volume. Des synéchies multiples occupant le champ pupillaire ou seulement le bord pupillaire de l'iris la retiennent immobile. La chambre antérieure a augmenté de profondeur par le fait de la conicité de la cornée et parce que l'iris est entraîné en arrière par les exsudats qui se rétractent. D'autres fois il peut arriver que la chambre antérieure soit moins profonde, c'est quand les exsudats n'occupent seulement que le bord pupillaire de l'iris (que la pupille elle-même soit libre ou non, peu importe), tandis que la face postérieure est dégagée de toute adhérence solide et se laisse soulever par le liquide, produit de sécrétion des procès ciliaires. L'iris a alors la forme d'un entonnoir, dont le fond correspond à la pupille. Dans d'autres cas, où l'on trouve des adhérences partielles de la face postérieure, le liquide ne peut s'accumuler qu'en certains points, d'où l'aspect bosselé que donne la membrane iridienne. En faisant porter le globe oculaire dans diverses directions, et examinant avec soin tout le pourtour de la cornée, on constate une teinte bleuâtre, correspondant au corps ciliaire que l'on voit par transparence au travers de la sclérotique amincie. Le globe de l'œil a perdu de sa rénitence, et l'exploration de sa tension indique une diminution manifeste; cette expansion intra-oculaire explique l'amincissement de la sclérotique qui est partiel, lorsque la propagation de l'inflammation de l'iris à la choroïde s'est faite inégalement, ou encore lorsqu'il n'y avait de synéchies postérieures qu'en certains points. C'est surtout entre chaque muscle droit que se manifeste cette ectasie, de sorte que chacun de ces muscles paraît porter empreinte sur le globe diminué de rénitence.

Arrivé à cette période, deux choses peuvent se passer, ou bien les nerfs ciliaires n'étant pas détruits, il survient constamment des phénomènes glaucomateux, l'œil devient de plus en plus staphylomateux et finit par se perforer. Il reste, maintenus dans la coque oculaire, des débris, des membranes profondes et du corps vitré qui vont devenir le siége d'un phlegmon de l'œil aboutissant à un moignon atrophique. Dans d'autres cas, ce sont les plus fréquents, la période d'augment s'arrête, peut-être par destruction des nerfs ciliaires, peut-être par une autre cause mal déterminée. La période de régression commence, il se forme des exsudats entre la choroïde et la rétine qui se décolle. Le corps vitré se liquéfie, le processus aboutit à une phthisie de l'organe, dont la mollesse augmente chaque jour davantage, et qui se laisse de plus en plus aplatir par les muscles droits.

Si l'on n'a pas de signes pathognomoniques pour reconnaître l'irido-choroïdite rhumatismale, y a-t-il au moins une forme que l'on rencontre plus fréquemment? Avec le rhumatisme articulaire, la forme la plus commune paraît être l'irido-choroïdite plastique avec ou sans épisclérítis. Le gonflement du tissu épiscléral est prononcé dans l'épisclérítis, le bord de la cornée se trouble dans toute sa circonférence, mais ce trouble ne reste pas borné, et avance peu à peu vers le centre, transformant ainsi toute la membrane transparente en un tissu opaque fermé pour le passage des rayons lumineux. L'iritis séreuse ou l'irido-choroïdite de même nature sont bien plus rares et se rencontrent peu dans le rhumatisme ou la goutte.

Les symptômes fonctionnels sont moins accusés, les mouches volantes et le trouble de la vue persistent, comme dans les autres formes, mais les douleurs orbitaires et péri-orbitaires sont quelquefois nulles, généralement moins prononcées. Le malade de l'observation 4 n'a jamais eu de douleurs notables, et dans la rechute actuelle, son œil est rouge et injecté, la vue est trouble, mais il ne souffre pas.

Quand on observe de la coïncidence avec la blennorrhagie, les localisations oculaires paraissent être surtout extérieures, gagnant tout au plus l'iris. Le rhumatisme seul, sans complication uréthrale, paraît affecter plus franchement l'iris et la choroïde.

M. Noël Gueneau de Mussy cite l'observation d'un jeune homme qui, atteint de rhumatisme blennorrhagique, eut des manifestations oculaires portant à la fois sur la conjonctive, la cornée, l'iris et la choroïde.

M. Fournier (1) parle également de cas de manifestations oculaires dans le rhumatisme chez des individus atteints de blennorrhagie. Il signale qu'à chaque nouvelle blennorrhagie il survient presque fatalement une affection oculaire, portant sur la membrane de Descemet (aquo-capsulite), sur l'iris et sur la conjonctive. Cette dernière est la plus rare.

Les lésions de l'iritis blennorrhagique appartiennent surtout à la forme plastique, qui produit des exsudats dans la chambre antérieure, plus abondants, d'après Mackenzie, que dans toute autre iritis. M. Wecker dit avoir aussi observé 3 cas d'iritis consécutive à des rhumatismes blennor-

(1) Art. Blennorrhagie du Dictionnaire de médecine et de chirurgie pratiques.

rhagiques et sous forme d'iritis plastique. Aucun d'eux ne signale la coïncidence d'une choroïdite survenue plus tard, par suite de récidives à chaque nouvelle blennorrhagie. La manifestation pathologique paraît avoir été moins profonde que chez le malade de M. Gueneau de Mussy.

M. Wecker et M. Fournier ont observé ces faits sur des hommes adultes, ils ne signalent pas l'affection chez la femme. Il est vrai de dire que chez celle ci les faits de rhumatisme blennorrhagique sont rares à comparer aux nombreux cas observés chez l'homme. C'est surtout dans le rhumatisme polyarticulaire que se rencontrent les affections oculaires profondes. Elles présentent dans quelques cas rares une espèce de balancement avec les accidents articulaires. Une poussée aiguë du côté des articulations coïncide avec une disparition des accidents oculaires et réciproquement. Dolbeau (*Clinique chirurgicale*, p. 27, cite le cas d'un interne de l'Hôtel-Dieu, atteint d'irido-choroïdite rhumatismale et guéri par un traitement général. L'affection disparut à la suite d'une poussée inflammatoire vers les articulations inférieures.

Les faits de cette nature sont assez communs.

Dans les observations que j'ai citées, un seul malade eut des accidents de bonne heure, vers l'âge de 16 ans, les autres n'en eurent qu'après 30 ans. Le rhumatisme et la goutte sont moins fréquents, en général chez la femme que chez l'homme, il n'est donc pas étonnant que les manifestations oculaires soient plus fréquentes chez ce dernier.

Dans les faits que je rapporte, l'affection envahit les deux yeux successivement, après s'être localisée sur un œil et avoir diminué peu à peu l'acuité visuelle de ce côté, elle envahit l'autre.

A partir de ce moment, les poussées douloureuses survinrent alternativement sur l'un et sur l'autre, tout en sévissant avec une intensité plus marquée sur l'œil le moins malade, c'est-à-dire le dernier atteint. La désorganisation de l'œil primitivement affecté, le tiraillement et la compression qu'ont subis les nerfs ciliaires expliquent suffisamment qu'à un moment donné, les douleurs soient moins vives, l'élément nerveux étant en partie disparu dans l'organe qui est malade depuis plus longtemps.

Après ces quelques mots sur les manifestations oculaires dans le rhumatisme ou la goutte, passons à l'étude de celles que donne la syphilis.

Syphilis. — La syphilis se manifeste ou sur les membranes profondes ou sur les membranes antérieures du globe oculaire.

Dans le premier cas, tous les auteurs décrivent alors l'aspect diffus et voilé que présente la papille comme un signe d'une valeur pathognomonique de la neuro-rétinite, ou plutôt de la chorio-rétinite au début. Ce n'est que plus tard qu'apparaissent les taches blanches sur la choroïde et les dépots de pigment noir auxquelles on a voulu attribuer bien à tort une disposition en cercle, ou en croissant, rappelant les dispositions des syphilides cutanées. Cette affection du fond de l'œil se complique rarement d'iritis, cependant les deux observations que je rapporte ont été dans ce cas puisque l'on voit sur la cristalloïde des dépôts noirâtres, restes d'anciennes adhérences de l'iris.

C'est à une période tardive de la syphilis que se développent les maladies de la choroïde et de la rétine. Leur marche est lente et sujette à de nombreuses rechutes, sans phénomènes aigus bien prononcés, du moins cela est rare. Les troubles fonctionnels consistent surtout en brouillard que les malades ont devant les yeux, sous forme de toile d'araignée dit M. Galezowski. Quant à la gène dans l'appréciation des couleurs, peut-être est-ce un fait plus fréquent, et encore le rencontre-t-on dans la rétinite pigmentaire consécutive à la lésion des vaisseaux, sans que l'on puisse y rattacher aucun caractère de spécificité.

L'autre manifestation de la syphilis sur l'œil se complique bien plus souvent d'irido choroïdite consécutive à la lésion initiale du diaphragme pupillaire.

Les auteurs ont fait de l'iritis un accident de transition entre la période secondaire et la période tertiare, on l'a encore signalée chez des enfants nés de parents syphilitiques (Lawrence, Hutchinson). La diathèse peut se déclarer avec la forme simple de l'iritis, mais il est une disposition que l'on s'accorde à regarder comme spéciale et dont je dirai quelques mots.

Celle-ci a une marche plus lente, chronique par comparaison avec celle qui succède à un traumatisme ou à une influence rhumatismale. On a signalé une teinte cuivrée (Sichel) se rencontrant sur le petit cercle de l'iris ; celle-ci paraît striée de raies de même couleur, que l'on retrouve au niveau du cercle périkératique, modérément injecté; mais c'est là un abus manifeste de la spécificité. Il est un autre signe d'une valeur bien plus considérable, et admis par les praticiens, je veux parler de la localisation de la maladie sur certaines parties de l'iris, tandis que d'autres restent longtemps dans une intégrité parfaite. Une portion de l'iris change de couleur, se gonfle et se vascularise en prenant une teinte jaunâtre. Son étendue varie du quart ou de la moitié de l'iris à un grain de millet. Dans ce dernier cas, on peut trouver plusieurs tumeurs de même nature auxquelles on a donné le nom de *végétation*, de *condylomes*.

Leur siége de préférence à la partie interne et supérieure de l'iris explique le déplacement de la pupille en haut et en dedans signalé par Beer. Quand après la résolution et sous l'influence d'un traitement bien dirigé, ces gommes ont disparu, c'est toujours au détriment du tissu cellulaire de l'iris, qui, consécutivement, devient le siége d'une atrophie plus ou moins considérable. Si l'exsudat a gagné les parties correspondantes de la choroïde, on se trouve en face d'une affection plus sérieuse, car la choroïde participera, elle aussi, à la résorption et à l'atrophie, ce qui doit amener fatalement une gêne de nutrition du cristallin et du corps vitré et le rétrécissement périphérique du champ visuel.

L'iritis syphilitique ne donne pas lieu à des synéchies dans la totalité des cas. M. Galezowski les a vues 6 fois sur 19 cas, tandis que M. Meilhac dans sa thèse n'en cite que 3 cas sur 20. Les irido-choroïdites syphilitiques sont consécutives à ces synéchies et à l'influence de l'état diathésique. La forme d'iritis ou d'irido-cyclite séreuse est rare, il est bien plus commun d'observer la forme plastique, contrairement à l'opinion de Shellwagg von Carion, qui dit que « l'on peut constater comme une règle que la syphilis donne lieu à une inflammation séreuse du corps ciliaire. »

La syphilis a encore d'autres modes d'action sur le globe oculaire qu'il est important de connaître. Tous les auteurs s'accordent à dire que cette maladie n'attaque que *rarement une seule des parties constituantes de l'œil*. Nous avons déjà vu que la choroïdite se propageait en règle générale à la rétine. Ici nous trouvons la propagation de l'iris au corps ciliaire, ou à la totalité de la choroïde. Cette particularité si intéressante et signalée par tous les auteurs, ne doit pas être mise en oubli un seul instant. Aussi chaque fois que l'on trouve en même temps plusieurs membranes de l'œil atteintes d'inflammation, en dehors du traumatisme, il est urgent d'employer le traitement anti-vénérien, quand même on ne trouverait aucune trace de syphilis chez le malade. La lésion primitive a pu passer inaperçue, comme cela est si fréquent chez la femme surtout ; et les accidents secondaires ont pu avoir trop peu d'intensité pour être remarqués.

M. A. Fournier (*Journal d'ophthalmologie* 1872, p. 502) redoute aussi les complications de l'iritis syphilitique. S'appuyant sur ce qu'il a pu observer à l'hôpital de Lourcine, voici ce qu'il écrit à ce sujet : l'iritis laisse des reliquats qui sont le prélude d'autres accidents oculaires, c'est là ce qu'il faut savoir pour se tenir sur ses gardes, et aller au devant des complications ultérieures. Après quelque temps, il peut survenir des récidives du côté de l'autre œil ou du côté des deux yeux. Quelquefois il se manifeste des complications variées vers les membranes profondes du fond de l'œil, vers la *rétine spécialement*, vers la papille, vers la choroïde.

Donc, règle pratique, se méfier de l'iritis syphilitique et la traiter non pas seulement pour elle-même, mais en prévision des autres lésions oculaires qu'elle peut entraîner à sa suite. »

Pour ce qui est des troubles fonctionnels observés dans les affections de l'iris et de la choroïde sous l'influence de la syphilis, ils n'offrent rien de bien particulier. Les douleurs nocturnes signalées par les auteurs n'ont pas une valeur absolue, on les rencontre aussi dans l'iritis traumatique ou rhumatismale d'une façon assez constante. Peut-être ne faut-il voir dans cette augmentation des manifestations qu'une coïncidence avec la nuit, ou une augmentation de circulation, une poussée congestive de cause mal connue.

Le brouillard qui vient onduler constamment devant les malades, n'a rien de particulier et tient à un trouble moléculaire du corps vitré. Les scotomes de leur champ visuel s'expliquent par des exsudats dans l'intérieur du corps vitré (de Graefe). Les phosphènes ne paraissent pas plus fréquents que dans d'autres irido-choroïdites.

Les manifestations portent sur un seul œil ou sur les deux. Le plus souvent elles débutent par les deux yeux. M. Meilhac dit que presque toujours les deux yeux sont atteints. Sur 20 cas, 13 fois les deux yeux étaient envahis en même temps. Quant au mode de manifestation, il est variable; tantôt la syphilis attaque les parties profondes de l'œil, choroïde et rétine, puis après un temps variable de quelques mois à plusieurs années, l'autre œil est atteint en passant par les mêmes phases pathologiques. D'autres fois, un œil est atteint de rétinite ou de chorio-rétinite, tandis que l'autre œil est envahi par l'iritis. Dans la plupart des cas, le même processus envahit les deux yeux ou l'un après l'autre, (Obs. X) ou simultanément (Obs. IX). Pour ce qui est des manifestations vers les parties antérieures ou profondes de l'œil, il faut toujours tenir compte de l'âge du malade et surtout du temps depuis lequel il est en puissance de diathèse. L'iritis séreuse coïncide avec la roséole; l'irido-choroïdite plastique avec les lésions profondes du derme (tubercules). Les maladies de la choroïde surviennent surtout dans un âge avancé et à une période tardive de la syphilis, plus tard même que l'iritis plastique avec condylomes. J'ai entendu souvent répéter à M. Abadie dans ses leçons, que lorsqu'on voyait survenir chez un individu ayant au moins quarante-cinq ou cinquante ans, des troubles de la vue s'accusant à l'ophthalmoscope par du trouble du corps vitré et un aspect diffus de la papille, il fallait en faire un accident spécifique, quand même le malade nierait tout antécédent. Il n'y a que la syphilis qui puisse donner lieu à ces manifestations morbides à un âge avancé, et sur les malades venus à sa clinique, j'ai pu vérifier fréquemment l'exactitude de ce renseignement ; la thérapeutique par les frictions mercurielles en même temps que l'iodure de potassium à l'intérieur modifièrent ces troubles. Je ne puis rien dire de l'âge auquel s'observent ces accidents, n'ayant trouvé aucune indication dans les ouvrages classiques à ce sujet, du reste, ce n'est que d'un bien médiocre intérêt. Quoique les faits d'irido-choroïdite dans le jeune âge soient rares, on peut cependant les observer, puisque nous avons vu qu'une iritis pouvait survenir chez des enfants ayant de la syphilis congénitale. Grâce à l'influence de synéchies et de la diathèse, il peut survenir de l'irido-choroïdite.

La rareté de l'affection dans le jeune âge, même en dehors de la diathèse spécifique, se trouve encore confirmée par une statistique de M. Galezowski que je trouve dans les annales d'oculistique de 1862, p. 220. Sur 53 malades, il cite 8 cas de 6 à 15 ans, 45 de 20 à 48 ans, 10 de 50 à 75. Si elle est si rare envisagée d'une façon générale, à plus forte raison, ne doit-on guère la trouver dans la syphilis des enfants.

TRAITEMENT.

Avant de donner les conclusions qui me paraissent ressortir de nos observations, je rappellerai ce que disent les auteurs du traitement de l'irido-choroïdite.

Voici ce qu'on lit dans l'ouvrage de M. Wecker (1).

« Il y a peu de maladies qui exigent autant d'expérience, habileté et de persévérance dans le traitement que l'irido-choroïdite.

Quant à ce qui regarde le traitement de l'irido-choroïdite plastique, nous renvoyons à celui des formes d'iritis graves. Le mercure doit, sauf quelques exceptions réclamées par l'état général du malade, servir dans presque tous les cas ; les transpirations prolongées sont aussi du meilleur effet. Lorsque le malade, en se mettant en traitement, présente soit des synéchies multiples, soit même une synéchie postérieure totale, il ne faut pas perdre son temps à un traitement médical et l'on doit pratiquer immédiatement l'iridectomie. L'opération doit être exécutée, dans ce cas, de manière à comprendre dans l'excision une partie considérable de l'iris ; et, l'iridectomie une fois terminée, il faut rechercher si l'emplacement de la nouvelle pupille n'est pas obstrué en partie, par des masses exsudatives, car on courrait le danger de la voir s'oblitérer. Les bords de la nouvelle pupille s'enflamment, ainsi que les masses néoplasiques et vasculaires qui occupent l'ouverture pratiquée par l'opérateur. Aussitôt la nouvelle pupille oblitérée, il faut recourir à une seconde et quelquefois, chez certains sujets, à plusieurs opérations successives, pour atteindre le but qu'on se propose ; et si l'on y arrive, non-seulement la maladie s'arrête, mais les altérations qu'elle a produites commencent à disparaître.

Quant à l'irido-choroïdite séreuse, il préconise le traitement antiphlogistique, la paracentèse et dit de se tenir prêt à une iridectomie contre les phénomènes glaucomateux.

(1) Wecker. Traité des mal. des yeux, t. I. p. 418, 2e édit.

M. Galezowski (1), voyant la cause résider dans l'oblitération partielle ou totale de la pupille, dit qu'il faut chercher à détruire ces adhérences et faire communiquer les deux chambres par une pupille artificielle. Il préconise l'iridectomie ou iridorhexis de Desmarres. Il faut faire en sorte de ne pas laisser d'exsudats dans la pupille et s'il s'en était reformé, il faudrait à l'exemple de Bowman (2), renouveler l'opération plusieurs fois jusqu'à ce qu'on réussisse à faire une pupille qui rétablisse une communication nécessaire.

Mais il n'est pas moins utile d'avoir recours au traitement local antiphlogistique et aux préparations internes mercurielles, si la maladie reconnaît la cause syphilitique. On agira aussi avec avantage, en combattant toutes les autres causes de la maladie, telles que rhumatisme, arthrite, etc. L'instillation alternative d'atropine et d'ésérine pourra être employée avec efficacité.

Dans certains cas, Spérino a obtenu des résultats favorables au moyen de paracentèses répétées même lorsque l'iridectomie avait échoué.

M. Sichel père (3) paraît être l'ennemi prononcé de l'iridectomie et ne semble pas faire de distinction bien nette des différents cas.

« Contre l'iritis et l'irido-choroïdite chronique l'iridectomie est un moyen infidèle, qui augmente au moins aussi souvent la phlegmasie qu'il la diminue.

Il est surtout irrationnel de pratiquer cette opération quand la phlegmasie n'a pas encore été combattue par

(1) Galezowski. Traité des mal. des yeux, p. 395.

(2) Sœlberg Wells. Observation d'irido-choroïdite démontrant les effets avantageux de l'iridectomie répétée. — Annales d'oculistique, 1869, p. 48.

(3) Sichel. Thèse de Paris, 1866. — Lettre de Sichel père.

une thérapeutique rationnelle et tant qu'elle se maintient à l'état d'acuité ou de sub-acuité.

Plus loin, parlant de l'action de l'iridectomie, il la juge apte à diminuer la tension intra-oculaire d'une façon plus active que la paracentèse, à faire une émission sanguine locale, à amener une action thérapeutique spéciale, qu'il n'explique pas, mais qui, d'après certains faits, lui donne une certaine valeur.

Il s'oppose à l'iridectomie dans l'iritis syphilitique, la préconise dans l'iritis chronique pour ouvrir un passage aux rayons lumineux, si la pupille normale est fermée ou insuffisante.

Enfin, pour lui, elle aurait une action spéciale sur les affections chroniques. Qu'entend-il par celles-ci? Parle-t-il de l'iritis chronique, ou de l'irido-choroïdite? Rien ne paraît l'indiquer d'une manière bien précise; quoi qu'il en soit, il propose une opération chirurgicale sans parler d'aucune médication interne.

M. Pomier, dans sa thèse sur l'iridectomie (Paris, 1870), dit qu'il ne s'agit pas de faire l'iridectomie dans tous les cas d'inflammation interne, il faut là une affaire de jugement sur les cas différents. Mais quels sont ces cas qui réclament une médication différente et viennent contre-indiquer l'intervention chirurgicale, rien n'est franchement spécifié; je montrerai même plus loin qu'il ne regarde pas le fait que le sujet soit en puissance de diathèse comme une contre-indication. En cela, il diffère d'opinion avec la plupart des chirurgiens, qui ont toujours tant à cœur les conditions générales de l'opéré. Nous verrons, à ce propos, ce qu'en dit M. Verneuil.

Telles sont les diverses opinions des auteurs qu'il m'a été permis de consulter. Leur avis est à peu près unanime, ils signalent l'emploi des mercuriaux, de l'atropine, des transpirations, des émissions sanguines locales et surtout de l'iridectomie. Celle-ci paraît être leur principale ressource et même ils proposent une série d'opérations jusqu'à ce qu'on soit arrivé à une amélioration et à faire communiquer la chambre antérieure avec la postérieure. Ils ne parlent qu'à peine de l'état général et ne lui attribuent aucun insuccès. Les auteurs sont assez unanimes quand il s'agit de décider à quelle période il faut intervenir? Doit-on opérer en pleine période d'unité, ou doit-on attendre que par la médication ou par la marche naturelle de l'affection, les symptômes aigus soient calmés? La plupart préconisent une intervention active. Pour Wecker, du moment où le malade arrive avec des synéchies, il faut opérer quelle que soit la période. Pomier ne voit aucune contre-indication dans cette poussée aiguë, il est vrai qu'il parle d'iritis et non d'irido-choroïdite, de sorte que sa statistique de 3 insuccès sur 100 cas tend surtout à prouver, que l'iridectomie sur un œil enflammé, n'entraîne pas nécessairement la perte du globe comme on aurait pu le craindre.

Sichel fils ne paraît s'y opposer qu'en tenant compte de la douleur que peut causer une opération sur un œil déjà soumis à des douleurs atroces. S'il n'admet que cette contre-indication, elle disparaît avec l'usage du chloroforme. Hulcke (*Ann. d'oculistique*, 1862, p. 60), en parlant de l'opération de l'iridectomie dans l'irido-choroïdite, dit : « On sera tenté de répondre qu'opérer un œil où sévit une inflammation encore dans la période d'augment, ne peut qu'aggraver l'état des choses, et qu'il vaut mieux attendre que toute irritation oculaire soit tombée. Cette opinion, qui serait vraie, appliquée aux anciens procédés pour l'établissement d'une pupille artificielle, ne l'est plus lorsqu'elle s'applique à l'iridectomie. L'expérience démontre en effet chaque jour, que dans le cas de choroïdite et d'irido-choroïdite passée à l'état chronique, repassées à l'état aigu, on peut y recourir non-seulement sans danger, mais avec grand avantage. Elle arrête de suite le processus inflammatoire, établit une pupille suffisante, et dans la majorité des cas met à l'abri des récidives. En établissant la valeur de ce moyen de traitement, on ne veut point prétendre qu'il fait renoncer à tout traitement médical, seulement celui-ci, à une certaine période du mal, ne peut plus être considéré que comme un accessoire.» Donc on peut opérer même en période aiguë. D'ailleurs cet usage de l'iridectomie au moment de l'exaspération des symptômes, a trouvé une nouvelle application dans ces derniers temps dans le glaucome aigu. Grâce à cette heureuse intervention, on peut sauver aujourd'hui des yeux qui étaient autrefois fatalement perdus. Ces deux affections sont d'autant plus comparables que dans les deux cas les nerfs ciliaires sont en jeu et que c'est par leur irritation que la tension intra-oculaire est augmentée. Le liquide est sécrété d'une façon exagérée aux dépens des procès ciliaires. Les nerfs ciliaires sont irrités dans les deux cas, mais il n'y a que dans l'irido-choroïdite où ce soit par une masse exsudative.

Vient-on à rechercher ce que l'on dit d'un état général constitutionnel dominant l'affection oculaire locale, on ne trouve rien de bien déterminé. En tout cas, on ne paraît pas y insister suffisamment. On constate l'insuccès d'une intervention, sans chercher à préciser si une cause intime ne vient pas l'expliquer. Tous posent l'indication ultime d'opérer, mais sans poser de contre-indication. M. Pomier se met même en désaccord avec les idées de pathologie générale admises par la plupart des chirurgiens. « Que dire maintenant, écrit-il, des différents états constitutionnels que peut présenter le malade? Faut-il les considérer comme une contre-indication? Pour ma part, je ne le pense pas. L'influence d'une diathèse scrofuleuse, rhumatismale ou syphilitique n'est pas niable et c'est une raison évidente pour engager à essayer avant tout le traitement général. Mais quand par le fait de complications diverses, l'opération est devenue nécessaire, la diathèse ne saurait à mon sens constituer une contre-indication. Qu'une plaie guérisse moins bien en général chez un syphilitique et un scrofuleux, personne ne le conteste, surtout quand ces affections sont en pleine évolution, mais l'expérience a prouvé aussi que les opérations pratiquées sur l'œil dans de pareilles conditions, n'offraient pas en somme plus de dangers que dans les circonstances ordinaires. »

Sur ce dernier point, je ne puis être d'accord avec M. Pomier. J'ai vu que toutes les iridectomies, suivies d'insuccès, avaient été faites pour des irido-choroïdites, que l'on pouvait toujours rattacher à une cause générale, à une diathèse quelconque. Il est vrai de dire qu'aucun des malades qu'il m'a été donné de rencontrer n'avait été au préalable soumis à un traitement approprié. Mais quelles sont ces complications diverses dont il parle, et qui rendent l'opération si nécessaire? Je ne vois rien là de semblable à la trachéotomie dans la laryngite syphilitique; dans ce cas, il faut sauver la vie d'un malheureux qui asphyxie et chez lequel la médication interne n'aurait pas le temps d'agir si l'on n'opérait pas. L'irido-choroïdite diathésique n'est jamais si aiguë qu'elle entraîne rapidement la désorganisation du globe oculaire et qu'il faille opérer de si bonne heure. Du reste, dit-il plus loin, « quant aux résultats de l'iridectomie, ils ne sont jamais absolus, parce que les milieux et les membranes de l'œil sont malades. Il ne faut pas trop demander à l'iridectomie. » En effet, l'affection générale domine cette intervention locale.

M. le professeur Verneuil (1) insiste avec raison sur les conditions inhérentes à l'opéré et il en est une surtout, dit-il, qui influe notablement sur les résultats ; je veux parler de l'état de santé dans lequel il se trouve au moment même où il est soumis à l'opération.

Bien que toutes les idées du professeur soient surtout émises au point de vue de la chirurgie en général, il est évident que tout ce qu'il dit peut se rapporter à l'intervention sur le globe oculaire ; tout se tient dans un organisme, l'œil ne peut être mis hors la loi commune.

Parlant des diverses causes qui viennent augmenter les insuccès, voici comment il s'exprime : « La lésion est encore circonscrite et unique, la santé générale est satisfaisante, mais son intégrité cependant n'est plus radicale. L'économie recèle un germe morbide caché, qui peut faire naître des complications imprévues ; solides ou liquides, sains en apparence, ont une susceptibilité qui, latente jusqu'à ce jour, va s'éveiller au choc si léger qu'il soit du traumatisme chirurgical. Sont dans ces conditions des sujets entachés d'une diathèse héréditaire qui n'a pas encore fait explosion ou qui, ayant paru antérieurement, est actuellement éteinte pour un temps ou pour toujours ; ainsi, les hémophiles, les herpétiques, les arthritiques, rhu-

(1) Verneuil (Ar.). Des conditions organiques des opérés. De l'influence des états diathétiques sur le résultat des opérations chirurgicales (Congrès médical international, Paris, 1868).

matisants ou goutteux, les individus autrefois affectés de syphilis, de scrofule, en un mot de diathèse larvée.

On ne peut nier, continue-t il, que ces conditions nombreuses se rencontrent dans la pratique, mais on ne peut dire leur influence sur le résultat des opérations, et de quels poids elles sont dans la mortalité et dans les accidents consécutifs.

Dans tout le cours de son discours, M. Verneuil insiste sur cette influence d'un état général, il dit que c'est souvent un état diathésique qui porte la responsabilité du dénouement fatal. Il voudrait amener les praticiens à rechercher l'influence des états généraux anciens et récents, diathésiques héréditaires ou acquis, qui dominent de haut le pronostic des opérations chirurgicales et constituent la source la plus riche peut-être des indications et contre-indications opératoires.

Le but vers lequel le professeur tend à diriger les études et les recherches est le seul intéressant. C'est là la conclusion de toute la médecine ; bien voir le malade sous toutes ses faces ; ne rien négliger de ses habitudes, de ses antécédents, c'est se réserver les meilleures chances de succès. Il ne faut pas envisager que la maladie en elle-même, il faut tenir compte du malade. Je dirai plus, étant donné qu'on a découvert, d'une façon à peu près certaine un état diathésique, si la médication générale n'agit pas efficacement, il ne faut pas nier pour cela une affection générale. Il peut se faire qu'il y ait union de diathèses, et que celles-ci influençant l'organisme chacune à sa manière, viennent nécessiter comme conclusion une thérapeutique différente et combinée. La syphilis surtout, qui est une diathèse acquise dans la plupart des cas, peut se combiner avec la scrofule ou le rhumatisme. L'emploi du mercure et de l'iodure de potassium peut rester sans effet; traitez d'abord l'autre diathèse; revenez ensuite au traitement de la diathèse spécifique, et alors le succès répondra presque certainement à votre attente. La syphilis était dominée par un autre élément qu'il fallait combattre et qu'une bonne thérapeutique a surmonté. Les exemples de ces diathèses combinées sont d'une assez grande fréquence à l'hôpital Saint-Louis sur des malades atteints d'affections cutanées.

Dans les quelques observations rapportées plus haut on retrouve un élément général qui vient dominer la lésion locale. Tous les auteurs s'accordent à voir dans les synéchies postérieures, surtout celles qui sont larges et totales, la raison de ces poussées et de ces complications vers la choroïde aboutissant à de la choroïdite chronique et plus tard à de l'atrophie du bulbe. A cette cause tout organique, ils veulent instituer un traitement tout local et chirurgical, quelles que soient même la période et la nature de l'affection. C'est surtout au beau mémoire de de Graefe que l'on doit cette exagération de l'intervention de la chirurgie. Il n'a voulu voir que l'adhérence qui, gênant le mouvement de l'iris, vient à chaque instant le tirailler et retentir vers la choroïde. Il fait aussi compter parmi les causes des complications la gêne de la communication entre les deux chambres antérieure et postérieure. Mais, contrairement à l'avis d'un certain nombre d'observateurs, il refuse toute influence dyscrasique de l'économie sur les insuccès du corémorphosis pour les irido-choroïdites. Pourquoi ne veut-il pas voir là la cause d'une série d'insuccès? Pourquoi veut-il refuser à une maladie constitutionnelle de se localiser sur le globe oculaire, quand la localisation sur d'autres organes est si fréquente?

Il l'admet, il est vrai, pour la syphilis, mais pas pour les autres diathèses.

Qu'ont donc gagné à l'opération les malades des observations 2, 3, 4, 5 et 9 ; seul le malade de l'observation 3 a gardé un peu d'amélioration et un peu d'acuité visuelle quantitative après deux iridectomies. On ne peut faire entrer en ligne de compte, comme succès d'iridectomie, l'amélioration et même la guérison qu'ont obtenue les sujets des observations 4 et 5. Leur œil gauche était atteint du même processus que l'œil droit ; si la lésion n'avait été enrayée, elle aurait abouti au même point que l'œil primitivement atteint et aurait peut-être aussi été l'objet d'une opération. Au lieu de cela, chaque malade est soumis à un traitement général approprié, sous l'influence duquel le processus rétrograde sur l'œil secondairement atteint. L'œil opéré du malade 5 reste le même, ayant complètement perdu son acuité, la désorganisation de la rétine était trop avancée.

Le malade 4, au contraire, va mieux; son corps vitré s'éclaircit, sa cataracte s'achève, mais il revient de la vision quantitative, et une amélioration si grande que M. Abadie jugeait l'extraction de la cataracte possible, à un moment donné. Il restreignait l'indication à ce fait de bien soigner la diathèse et de n'intervenir que s'il devenait urgent de rendre la vue au malade dont l'œil gauche serait perdu accidentellement.

Résumons le résultat de l'intervention chirurgicale. Sur sept opérations, on ne fait que gagner, après deux iridectomies sur un œil, une acuité visuelle quantitative très-médiocre sur cet œil, puisque le malade ne peut se conduire et ne voit la lueur d'une lampe qu'à 1 mètre 50 environ ; plus loin tout n'est qu'obscurité. C'est un résultat bien mince. Pourtant on ne peut nier la coïncidence des conditions d'opération posées par de Graefe : vieille iritis compliquée de choroïdite, douleurs orbitaires et péri-orbitaires périodiques, les synéchies postérieures totales; occlusion de la pupille par des exsudats; pas de communication de la chambre antérieure avec la postérieure; pas de passage des rayons lumineux pouvant atteindre la rétine. Tout y était, l'indication paraissait bien nette et bien complète. Pourquoi alors ces insuccès, au lieu des succès que promettaient les consciencieuses recherches du chirurgien de Berlin. Oui, le tableau était complet, trop complet même, puisqu'il y avait de plus un état dyscrasique de l'économie qui dominait cet état local et que nie le professeur de Berlin. Chacun peut reconnaître l'influence de cet état pathologique, on ne peut le nier en face du traitement institué. On doit voir en effet dans la thérapeutique rationnelle la cause des succès obtenus. Faisons l'énumération de ceux-ci. Les deux yeux du malade de l'observation 1 et 7, l'œil gauche des malades 4 et 5 sont atteints d'irido-choroïdite; un traitement en rapport avec l'état diathésique est institué, et tous sont ramenés à l'état normal, et même, sous cette influence, l'œil droit du malade 4 est en si bonne condition que la perception lumineuse disparue revient peu à peu, autant que le permet un cristallin cataracté. Ce malade, après presque deux ans de guérison, a eu une rechute; mais là il ne faut pas, bien qu'il soit resté des synéchies, incriminer l'absence d'un traitement chirurgical. Il faut accuser la diathèse; celle-ci, en effet, est tenace et ne quitte pas l'organisme; on peut dominer, à un moment donné, ses manifestations, mais elle reprend ses droits et peut se fixer de nouveau sur un organe quelconque, et de préférence sur celui qui a déjà été frappé. Tous les médecins connaissent cet eczéma à répétition qui revient chaque année à même époque, ces bronchites de chaque hiver qui à un moment donné deviennent de la tuberculose, et personne ne songe à voir dans la lésion de la peau, des bronches, une cause de ces rechutes; chacun, au contraire, y voit le retentissement d'un état général sur l'état local. Le même raisonnement s'applique aux irido-choroïdites; on guérit celles-ci, mais la diathèse subsiste et peut se manifester de nouveau sur l'iris et la choroïdite, sans qu'il soit nécessaire de faire intervenir la gêne fonctionnelle causée par les synéchies postérieures. Les malades des observations 6 et 10 ont été soumis à un traitement général, sans action locale. N'ayant pas eu occasion de les revoir, je ne puis dire quel a été le résultat du traitement institué. Aussi je ne les range pas dans les catégories de succès ou d'insuccès dont je parle. Il en est de même de la malade de l'obs. 8.

Cependant je ne voudrais pas aller trop loin et conclure qu'étant donnée une irido choroïdite avec adhérence totale gênant le passage des rayons lumineux, et la communication des chambres antérieures et postérieures, il faut se dispenser d'agir et laisser toujours les choses dans le *statu quo*. Telle n'est pas ma pensée. D'ailleurs bon nombre de faits cliniques viendraient contredire une pareille assertion. Je regrette seulement que le remarquable travail de de Graefe ait été si généralisé et qu'on ait dépassé le but de son auteur, qui ne l'étendait pas indistinctement à tous les cas. Je crois qu'il faut attacher plus d'importance qu'il ne fait à l'état dyscrasique de l'économie et ne pas seulement envisager l'état local et la présence des synéchies. Je crois aussi qu'il peut être bon, dans certains cas diathésiques encore mal étudiés et en dehors des poussées aiguës, de pratiquer le corémorphosis pour faire communiquer la partie antérieure avec la postérieure de l'iris et faciliter le mouvement nutritif du globe oculaire. Mais l'opération n'agit qu'autant qu'elle a été précédée d'un traitement général méthodiquement et longtemps suivi; car, dans tout traitement de diathèse, il faut opposer à la ténacité du mal, une persévérance infatigable.

Le procédé de Graefe persiste en entier et doit toujours être appliqué dans les cas d'iritis simple chronique, ayant amené des synéchies postérieures; ces faits sont justiciables de l'opération du corémorphosis qui empêche alors des récidives, de même que l'iridectomie, dans les cas d'enclavement de l'iris par perforation cornéenne, fait disparaître les douleurs orbitaires et les troubles fonctionnels. Quand l'irido-choroïdite tient à un état général, il n'y a pas grand'chose à attendre de l'opération, et chaque fois qu'on touchera à un œil ainsi prédisposé, au lieu de s'améliorer, il n'ira que plus mal, si l'on ne soigne que l'état local. C'est ce qui ressort de l'étude des malades qu'il m'a été donné d'observer.

Par l'iridectomie, de Graefe fait communiquer la face antérieure et postérieure de l'iris, ouvre un passage aux rayons lumineux et produit une déplétion sanguine locale et immédiate. Il vide largement les vaisseaux profonds du globe, et diminue ainsi d'une manière prompte, directe et très efficace, la plénitude de cet organe, ainsi que la tension et la pression intra-oculaire. Grâce à cette intervention, il a vu des globes oculaires ramollis, reprendre de la fermeté, et l'acuité visuelle déjà affaiblie reprendre de l'intensité. Un ou deux malades, qu'il cite, ont pu lire des caractères ordinaires.

La chirurgie générale nous fournit des faits de l'influence de l'état général sur l'état local dans la fistule à l'anus. Quand celle-ci survient chez un individu bien portant et à la suite d'une irritation mécanique quelconque, le plus souvent la guérison sera simple et facile. Existe-t-elle au contraire chez un tuberculeux, comme c'est le cas le plus fréquent? alors l'intervention chirurgicale ne devient qu'un traitement secondaire; tout dépend d'un traitement général et d'un état pathologique spécial qu'il faut relever. Ce fait, admis par tous les médecins, me paraît tout à fait comparable aux irido-choroïdites avec synéchies postérieures. L'iridectomie, comme l'incision des fistules à l'anus, ne répond qu'à un traitement local, à une indication mécanique, et ne peut guérir tous les cas. Les insuccès sont liés à un état général, de même que l'insuccès de fistule à l'anus dans la tuberculose.

Il existe encore d'autres irido-choroïdites spontanées qui peuvent se ranger à côté de celles dont je parle. Ce sont celles qui surviennent chez les femmes à l'époque critique, au moment où le flux menstruel commence à montrer des irrégularités. On remarque, en effet, une certaine corrélation entre l'état du tractus uvéal et celui du système utérin. La constance avec laquelle des affections morbides de la matrice et de ses annexes, la suppression ou l'irrégularité du flux menstruel, déterminent, chez quelques femmes, soit l'apparition, soit l'aggravation d'une iritis ou d'une choroïdite, est vraiment digne de remarque, et l'on ne saurait rapporter ces phénomènes uniquement à une congestion passive, comme après la cessation brusque d'un flux hémorrhoïdal. L'importance de ces considérations porte principalement sur le traitement (Wecker).

Dans les cas de ce genre, on ne songe nullement à une opération chirurgicale, on attend tout d'un traitement général.

« On doit avoir présent à l'esprit que l'état général prime l'état local, que s'attacher exclusivement à celui-ci, c'est poursuivre l'ombre en laissant le corps, et qu'en conséquence le traitement doit avoir pour but principal de modifier favorablement la constitution. Mais, dans cette entreprise, il ne faut voir que le possible et savoir souvent se résigner à une expectation vigilante, surtout si les manifestations viennent à de rares intervalles et sont d'une gravité à peu près nulle.

En tous cas, il faut tenir compte de la loi de balancement, ne point agir à l'aveugle et par routine; mais, lorsqu'il résulte d'une observation attentive que l'alternance est bien réelle et qu'une manifestation légère fait place en disparaissant à une autre plus grave. Entre deux maux le plus sage est de choisir le moins pire. (Maurice Raynaud. *Diathèses, Dict. de méd. et chir. pratiques.*)

Telles sont les idées qui doivent dominer le traitement des irido-choroïdites dyscrasiques. Telle est du moins la conclusion qui me paraît sortir de la lecture de mes observations. La chirurgie ne doit être qu'un moyen énergique, je l'admets, mais secondaire dans ces sortes d'affections. Je regrette de n'avoir pas un plus grand nombre de faits à apporter à l'appui de cette idée, mais ceux que je signale me paraissent assez décisifs pour rendre plus circonspects dans une intervention active. A l'avenir de décider si j'ai tort dans cette appréciation; que chacun observe les cas d'insuccès qu'il a constatés après une iridectomie bien faite, et qu'il voie s'il ne rencontrera pas comme moi une coïncidence avec un état général, dont l'importance jusqu'ici a été trop négligée.

Je rapporte ici le beau mémoire de Graefe, où se trouvent des faits bien observés et des considérations importantes à connaître. J'ai cru qu il serait d'un certain intérêt de le lire après l'exposition des faits qui tendent à limiter l'emploi du corémorphosis.

DE L'OPÉRATION DU CORÉMORPHOSIS

COMME TRAITEMENT CONTRE L'IRITIS CHRONIQUE ET L'IRIDO-CHOROIDITE

(De Graefe. Arch. f. ophth., t. II, p. 202. Berlin, 1856) (1).

Depuis que l'emploi des mydriatiques a été introduit dans le traitement de l'iritis aiguë, on peut avancer ques les affections de l'iris, en général, ont perdu de leur gravité. Ni les antiphlogistiques, ni le traitement mercuriel n'étaient suffisants pour guérir cette affection sans qu'elle laissât de traces. L'emploi des mydriatiques seuls est donc un bien plus grand secours à la thérapeutique, et cela non-seulement dans l'iritis simple, mais dans les plus petites de ces rechutes fréquentes qui s'accompagnent de nouvelles exsudations dans le champ pupillaire et qui ont par conséquent fermé l'ouverture de la pupille.

L'apparition fréquente, dans ces récidives, de certaines complications graves telles qu'amblyopie chronique, et finalement l'atrophie du bulbe, avait porté les praticiens à soupçonner comme cause de ces iritis une origine dycrasique.

Si, pour un certain nombre de cas, on ne peut pas nier ce point de départ étiologique, en particulier dans les iritis qui sont manifestement liées à la syphilis, on doit pouvoir affirmer que le plus grand nombre des cas d'iritis chroniques ne proviennent pas d'une cause interne, mais ne sont autre chose que les récidives de la maladie première qui devient la conséquence d'inflammations ultérieures. Les refroidissements, les congestions, sont bien alors un point de départ, mais le véri-

(1) Traduction de M. Abadie, que je ne saurais trop remercier pour tant de bienveillance.

table siége de la maladie se trouve dans l'œil lui-même et doit être attribué à l'existence de synéchies postérieures.

De quelle façon agit cette influence nuisible des exsudats sur la production de nouvelles poussées? Est-ce par suite d'obstacles circulatoires dus à la rétraction du tissu cicatriciel, ou bien aux difficultés de contraction qu'éprouve l'iris ; je laisse ce point-là encore à discuter. Mais j'établis en fait que la persistance des synéchies postérieures constitue dans la plupart des cas une disposition à des rechutes. Une iritis guérie sans synéchies postérieures n'a généralement pas de tendance à la récidive; une iritis qui n'a été accompagnée que de quelques synéchies extensibles, ne donnera lieu que dans un petit nombre de cas à une rechute. Une iritis avec des synéchies larges et multiples qui résistent à l'emploi des mydriatiques, s'accompagne de poussées aiguës fréquentes, et le plus souvent s'il y a une synéchie postérieure totale, on verra survenir une occlusion complète de la pupille par des exsudats. J'ai expérimenté ce point de pratique depuis plusieurs années, en traitant dans les cas d'iritis double un œil par la méthode antiphlogistique, et l'autre par les mydriatiques seuls ou les mydriatiques unis aux antiphlogistiques. Parfois la guérison survenait des deux côtés sans synéchies postérieures, alors je n'observais aucune tendance aux récidives. Parfois, par contre, le premier œil guérissait avec des synéchies et le second sans synéchies. Alors, sur le premier, se montraient parfois des récidives, tandis que je n'ai jamais observé la chose inverse. Dans ces deux dernières années, je n'ai plus répété cette expérience parce que la guérison au moyen des mydriatiques me paraît tellement avantageuse, que je considère comme un devoir de ne jamais négliger leur emploi dans le traitement. Par contre, j'ai vu fréquemment des malades atteints de synéchies postérieures qui avaient eu des attaques périodiques d'iritis des deux côtés. J'emploie sur un œil des instillations d'atropine, et il m'arrive parfois de rompre des synéchies datant de plusieurs années; sur cet œil aucun accident ne survenait, tandis que sur l'autre on voyait reparaître de nouvelles rechutes.

Ce point de pratique établi, j'ai toujours employé depuis, des deux côtés, les instillations d'atropine. Il est aussi arrivé souvent, dans des cas invétérés, lorsque les synéchies n'étaient pas toutes déchirées, mais seulement quelques-unes d'entre elles, et que parfois même quelques-unes n'étaient seulement que distendues, il est arrivé, dis-je, qu'on vît apparaître des rechutes comme dans les cas où les synéchies restantes étaient très-larges et plus extensibles. On peut même dire que souvent ces retours se montrent dans les portions de l'iris qui sont en rapport avec les synéchies les plus larges; c'est en ces points là que se montrent tout d'abord la première injection de vaisseaux sans conjonctivité et la première décoloration de l'iris.

Souvent aussi les névralgies ciliaires périodiques dont se plaignent les individus après leur iritis doivent être attribuées à l'existence de synéchies postérieures. On les voit disparaître après les instillations d'atropine pour revenir dès que la pupille se rétrécit de nouveau. L'emploi méthodique des mydriatiques et par suite l'extension des synéchies obtenues par ce moyen amène souvent une guérison persistante des douleurs.

Si, dans les synéchies antérieures, on n'a pas remarqué les mêmes douleurs ciliaires, ceci tient à ce que dans les synéchies postérieures il y a congestion de l'iris, tandis que dans les synéchies antérieures il y a plutôt anémie et atrophie de la membrane.

La persistance des synéchies postérieures, en particulier des synéchies larges et inextensibles, constitue la cause la plus fréquente des récidives des iritis.

Après avoir parlé de l'emploi des mydriatiques, des mercuriaux et de la paracentèse, voici comment il continue : de ce qui précède, il semble donc que l'occlusion de la pupille constitue le point de départ de complications plus éloignées, et en particulier des choroïdites chroniques avec amblyopie progressive et finalement atrophie du bulbe. Sous la désignation de *fermeture de l'ouverture pupillaire* (abschluüss), j'entends la soudure totale du bord pupillaire, ou synéchie postérieure totale. Par conséquent, l'ouverture de la pupille peut être complètement libre d'exsudats, ou simplement avoir quelques exsudats, et les parties centrales être tout à fait transparentes, c'est-à-dire perméables à la lumière. Enfin la pupille peut être parfois entièrement recouverte par des exsudats. Dans ces cas, il n'y a pas seulement défaut de perméabilité (abschluüss), mais aussi en même temps occlusion de la pupille (ferschluüss).

Il est évident que la seconde condition entraîne la première. Dans les cas d'occlusion pupillaire par exsudats (ferschluüss), on a exécuté le corémorphosis aussi longtemps que cette opération a existé dans la science. Mais on a fait cette opération dans le but de frayer un passage aux rayons lumineux. La formation d'une pupille artificielle pour les cas de synéchies postérieures totales, doit, à mon avis, ne pas être exécutée dans le but de frayer un passage à la lumière, mais de prévenir la conséquence d'une choroïdite chronique. Le témoignage à l'appui de cette affirmation se trouve dans une série de faits que je vous montre développés au point de vue clinique.

Il y a environ quatre ans, un homme se présentait à ma clinique. Il était complètement aveugle de l'œil gauche par suite d'irido-choroïdite. L'œil était plus mou qu'à l'état normal; l'iris, dans sa partie périphérique, était pressé contre la cornée, tandis que la portion pupillaire était rétractée en arrière. L'ouverture pupillaire elle-même était rétrécie et fermée par une membrane blanchâtre. Le tissu de l'iris offrait des altérations manifestes, une décoloration grisâtre terne. Au milieu du tissu atrophié, on remarquait des tissus vasculaires augmentés de volume. L'absence de toute perception lumineuse quantitative, et l'atrophie du bulbe déjà commençante ne laissait aucun doute sur l'existence de troubles intérieurs (choroïdite chronique et décollement de la rétine).

L'œil droit du malade était amblyope à un haut degré, de telle sorte qu'il ne pouvait reconnaître que de gros objets et ne se conduire qu'avec peine. L'examen montra qu'il s'agissait d'un iritis avec synéchies postérieures totales. Dans l'ouverture pupillaire rétrécie se trouvaient quelques exsudats pigmentaires; la partie centrale était assez libre. Par conséquent l'abaissement considérable de l'acuité visuelle ne pouvait pas être rattaché à l'obstruction pupillaire. On devait nécessairement admettre la complication d'un irido-choroïdite commençante. L'iris lui-même était décoloré, verdâtre, et dans certaines sections bombé en avant, de telle sorte qu'on constatait là le commencement d'un même état pathologique si actcentué de l'autre côté.

Les commémoratifs indiquaient que, sur cet œil comme sur l'autre, le début avait été un simple iritis. Le malade avait d'abord eu des accès d'inflammation violente, accompagnés de douleurs ciliaires intenses qui avaient cédé au traitement antiphlogistique et mercuriel. La vision y avait un peu gagné. Pourtant il était resté un peu de rougeur des yeux, une sensibilité exagérée à la lumière et enfin des douleurs frontales et temporales qui s'exacerbaient d'une façon périodique. Cet état durait et se reproduisait tantôt à la suite d'une impression de froid, tantôt sans cause appréciable. Après chacune de ces attaques, la vision baissa par degrés, et elle s'était complètement éteinte à gauche.

Depuis huit semaines, le malade était délivré de ces accidents inflammatoires sur l'œil droit, mais il avait vu diminuer constamment l'acuité visuelle jusqu'au degré indiqué plus haut. Je suppose que c'est par poussée successive que la saillie de l'iris en avant s'était produite peu à peu. Comme le traitement antiphlogistique avait déjà été employé d'une façon proportionnelle aux forces du malade et qu'un traitement mercuriel suivi pendant plusieurs mois n'avait donné aucun résultat, je plaçai ma confiance dans les mydriatiques. Mais il ne se produisit pas le moindre changement dans l'ouverture pupillaire, parce que les adhérences étaient manifestement trop larges et trop fortes.

Cette forme particulière de maladie, qui commence avec l'iritis produit rapidement des synéchies postérieures totales, puis peu à peu une projection de l'iris contre la cornée avec rétraction en forme d'entonnoir du bord pupillaire, qui aboutit enfin à la choroïdite chronique et à l'atrophie du bulbe; cette affection, dis-je, est suffisamment étudiée dans la littérature et les ouvrages cliniques. En la décrivant, on la suppose de la nature de ces diverses affections dyscrasiques que tous les observateurs s'accordent en clinique à regarder comme d'un pronostic grave, du moment où l'on constate la désorganisation et la projection en avant de l'iris. Par conséquent, cette marche défavorable devait être certainement un motif, pour beaucoup d'observateurs, de songer à des troubles profonds de nutrition. Mais pourtant, en présence de l'insuffisance de tous les moyens, je résolus de pratiquer sur l'œil droit du malade l'opération du corémorphosis. Je dois avouer qu'à cette époque les idées que j'avais sur la guérison de cette affection étaient très-obscures. Je croyais pourtant que la détente du tissu iridien, l'écoulement des exsudats déposés derrière l'iris et enfin la déplétion sanguine des vaisseaux de l'iris et de la choroïde pouvaient avoir une influence favorable. Enfin, me fondant sur l'innocuité qu'on observe en général dans cette opération, je ne craignais aucun danger.

L'ouverture pupillaire fut faite directement en dedans. En retirant le couteau lancéolaire, et au moment de l'introduction de la pince, il sortit un peu d'humeur aqueuse, qui existait du reste en petite quantité dans la chambre antérieure. En même temps que je saisissais l'iris avec la pince et que je déchirais son tissu (le bord pupillaire dans ces cas-là reste d'habitude adhérent, retenu par les exsudats), une quantité assez considérable d'un liquide purulent s'échappa de la plaie, liquide qui n'était autre chose que de l'exsudat situé derrière la portion périphérique de l'iris. Les jours suivants je constatais à ma grande satisfaction, en ouvrant l'œil, que l'iris n'était plus poussé en avant, mais qu'il tendait même à se séparer de la cornée pour former une chambre antérieure assez profonde. Il était encore grisâtre et décoloré, mais son tissu paraissait moins effacé (plus net) qu'auparavant. A la partie inférieure de la chambre antérieure, se trouvait une petite quantité de sang. Huit jours après l'opération, les rapports pouvaient se constater d'une façon plus précise. La pupille formait un large coloboma, qui n'était séparé de l'ouverture pupillaire normale que par un pont mince qui n'était autre chose que le bord pupillaire retenu par des exsudats. La partie avoisinante de la pupille artificielle était remplie par des exsudats brunâtres auxquels participait manifestement un reste de dépôt pigmentaire. La partie périphérique seule paraissait parfaitement libre. L'iris présentait un aspect presque normal; on ne voyait qu'une très-faible décoloration verdâtre. Sa position était normale, et la chambre antérieure paraissait assez profonde. Le malade pouvait compter les doigts d'un bout de la chambre à l'autre et déchiffrer de gros caractères. Comment expliquer cette amélioration de l'acuité visuelle? Etait-ce parce que la partie périphérique de la pupille artificielle offrait un passage aux rayons luminieux? Mais les parties centrales étaient tout aussi transparentes et auraient pu permettre une perception aussi parfaite que la portion périphérique. Pourtant je tenais trop à établir ce point d'une façon dogmatique pour me contenter de ce raisonnement. Aussi je recouvris toute la pupille artificielle jusqu'au bord pupillaire, et je pus me convaincre que cet orifice n'entraînait aucune influence sur la puissance de perception, que le malade voyait infiniment mieux à travers l'ouverture centrale que lorsqu'il se servait de la pupille artificielle et mieux aussi qu'avant l'opération.

Une autre idée qui s'imposait était celle-ci : que peut-être en déchirant le tissu de l'iris en avant, on favoriserait le déplacement ou la résorption d'un exsudat se trouvant dans l'ouverture pupillaire, de même qu'on l'obtient par l'emploi des mydriatiques. Peut-être que huit jours après l'opération la partie centrale de la pupille était revenue plus noire qu'auparavant. A la vérité, à l'œil nu, je ne pouvais constater aucune différence, aussi je n'étais autorisé à rien conclure avant d'avoir regardé des exsudats minces, et avec un éclairage différent. Pour cela, il fallait éclairer la forme du nouvel espace pupillaire et regarder les divers aspects qu'il présente. A cette époque, les recherches ophthalmoscopiques étaient encore trop récentes pour permettre de se renseigner sur la transparence plus ou moins complète de la partie centrale. Plus tard, quand j'ai été suffisamment exercé à l'éclairage oblique, j'ai pu élucider ce point de diagnostic. Quoi qu'il en soit, on peut dire que pour le malade l'acuité visuelle de l'œil opéré remonta constamment. Il put arriver à lire d'assez fins caractères, le n° 4 de Jæger, sans le secours d'aucune médication ; il n'a pas été atteint de rechute d'iritis dans ces quatre dernières années, et il occupe un poste qui exige une vision assez satifaisante. Depuis, je l'ai examiné de nouveau; les exsudats qui se trouvaient dans la pupille artificielle sont devenus moins abondants, et le tissu de l'iris est redevenu plus normal.

L'inefficacité de tous les autres moyens, et ce succès unique de corémorphosis m'encouragea à l'exécuter dans des cas analogues. J'eusse déjà publié depuis longtemps les résultats obtenus, si je n'avais voulu attendre un temps suffisant après l'opération pour m'assurer de la durée du succès.

Du reste, j'ai eu occasion de traiter des malades qui présentaient le même état pathologique que celui que je viens de citer. Lorsque la voussure de l'iris n'était pas accusée d'une manière très-prononcée, j'ai exécuté souvent le corémorphosis des deux côtés. J'ai toujours eu à me louer de ce procédé, dont les conséquences étaient des plus heureuses, c'est-à-dire que la chambre antérieure se rétablissait, et que l'iris reprenait sa texture et sa position normales. Les individus étaient délivrés de nouvelles inflammations, et leur acuité visuelle augmentait considérablement. Je pus aussi peu à peu me convaincre au moyen de l'éclairage oblique, que l'augmentation visuelle *ne dépendait nullement de la résorption des exsudats pupillaires, mais simplement de l'amélioration apportée aux complications de la choroïde*. A la vérité, tous les cas n'étaient pas propices pour m'assurer de ce fait, car parfois la pupille centrale était tellement recouverte d'exsudats, que c'était l'ouverture artificielle qui servait au passage des rayons lumineux; par conséquent on ne pouvait juger la question.

J'ai eu en particulier deux malades chez lesquels la pupille artificielle resta complètement recouverte d'un dépôt de pigment, par conséquent n'était d'aucun usage pour le passage des rayons lumineux. De plus, chez eux, l'ouverture pupillaire était recouverte d'exsudats. Je les examinai avec soin trois semaines après l'opération, la pupille n'offrait alors aucune modification. Malgré cela, on put constater le retour de l'iris à l'état normal, la restitution de la chambre antérieure, et une amélioration extraordinaire de la vision.

Dans l'un de ces deux cas, l'exsudat séreux qui se trouvait derrière l'iris n'avait pas été retenu par la couche de pigment et s'était écoulé comme d'habitude par la blessure. Je suppose que la faible discontinuité produite dans la portion périphérique de l'iris ne pouvait pas servir le moins du monde à l'amélioration de la vision. Dans le second cas, au contraire, le dépôt de pigment retint l'exsudat, ainsi que l'indiquait sa voussure en avant, cet exsudat était épaissi par une couche de pigmentation.

Ici, le succès fut nul dès la première semaine; aussi je me décidai à ouvrir de nouveau la moitié de la blessure et à saisir avec une pince la portion périphérique du dépôt pigmentaire. Au moment où j'exerçai une traction, une sérosité jaunâtre s'écoula de derrière l'iris. J'éloignai mon instrument, *sans rien exciser*, car j'étais convaincu qu'il était inutile de produire une solution de continuité considérable du tissu, qu'il suffisait d'obtenir l'écoulement du liquide, et de rétablir la communication des deux chambres, les suites me confirmèrent dans cette opinion; l'effet désiré fut obtenu, bien que la portion déchirée, presque insignifiante, se montrât à l'éclairage oblique sur le bord du cristallin.

Plus tard, j'employai ce procédé avec encore plus d'insistance, dans les cas où l'iritis avait été suivie d'atrophie du globe, très-accusée par suite de choroïdite secondaire. Parfois même la portion périphérique était tellement pressée contre la cornée, que l'introduction du couteau offrit quelques difficultés. La pupille, obtenue tout d'abord, n'était pas nette et couverte presque complètement d'exsudats pigmentaires; il arriva même que, plus tard, ses bords se rapprochèrent davantage pour former une simple fente, et, dans quelques cas, il y eut une occlusion complète. Je vis pourtant constamment une certaine amélioration dans la coloration de l'iris, et le rétablissement de la chambre antérieure, bien que parfois d'une façon insignifiante. Ceci éveilla en nous l'espérance que, par les excisions répétées de l'iris, je pourrais obtenir un résultat définitif. Aussi ai-je obtenu réellement chez quelques malades, par des excisions répétées, trois ou quatre fois un résultat que je considérais auparavant comme complètement impossible. On pouvait constater, en effet, avec les progrès de l'amélioration et le rétablissement de la chambre antérieure, que l'atrophie du bulbe elle-même, quoique déjà bien avancée, était enrayée, et que le globule oculaire reprenait une consistance plus normale.

J'ai dans ma clinique une série assez considérable de faits dans lesquels ce traitement a été institué avec un globe oculaire très-mou, aplati même dans la région des muscles droits. Dans ces cas, j'ai obtenu finalement de voir le globe se remplir, et devenir plus consistant et plus volumineux. Je reçois encore la visite d'un malade, chez lequel existaient de doubles atrophies du bulbe, et qui, après six opérations, voit sa puissance visuelle s'accroître de semaine en semaine. Il compte les doigts à quelques pieds, distingue les gros objets, déchiffre de gros caractères, tandis qu'auparavant son acuité visuelle était réduite à une simple perception quantitative obscure. Son iris, autrefois désorganisé, est presque aujourd'hui normal; la chambre antérieure est rétablie. Le volume et la résistance du bulbe se sont manifestement élevés, et l'aplatissement évident qui existait en quatre directions, n'existe plus qu'à un faible degré dans la région du droit inférieur. »

Plus loin, il continue de la façon suivante que je résume. La guérison du bulbe ne doit être exigée que si on la considère comme une affection de la choroïde. Plus tard, quand l'atrophie est trop avancée, il n'y a pas de rétablissement normal, et alors surviennent des transsudations séreuses et hémorrhagiques partant de la choroïde. Le succès du procédé dépend du degré d'atrophie du bulbe Il existe une limite au delà de laquelle la circulation du globe oculaire est trop insuffisante. Donc, il ne faut pas trop différer et exécuter l'opération le plus promptement possible. On admet que la présence d'un exsudat derrière l'iris, gène le cristallin et aboutit à une cataracte, qu'il ne faut pas confondre avec celles des couches sous-capsulaires , et qui sont la conséquence d'une iritis exsudative.

« Dans les cas de cataracte, il est évident que tous les procédés d'extraction deviennent dangereux; ici il ne faut pas songer à la méthode d'abaissement, surtout avec de la choroïdite chronique. La discision est aussi défectueuse, parce qu'après une iritis antérieure la blessure de la capsule seule s'élargit difficilement, et que l'apparition de la substance du cristallin dans la plaie peut ramener de l'iritis.

Il existe donc des yeux avec lesquels on peut se rattacher à l'opération de l'extraction. Les observations de ces malades ont été publiées dans Rothmund, « Beitrage zur Kinistlichen pupillenbildung, » Munchen, 1855.

L'affection désignée sous le nom d'irido-choroïdite est une maladie très polymorphe ; et pour bien interpréter les cas qui nous occupent, nous devons, avant toutes choses, distinguer deux groupes différents :

1er *groupe.* — La maladie commence par une iritis, et il se forme une *adhérence totale du bord pupillaire,* par suite d'un manque de traitement approprié. L'ouverture pupillaire elle-même reste recouverte d'exsudats ou est libre. L'existence de cette soudure empêche la pupille de réagir plus tard sous l'influence des mydriatiques. A l'éclairage oblique, on peut constater qu'une masse circulaire d'exsudats pigmentaires fait adhérer de toutes parts le tissu de l'iris à la capsule. Après cette adhérence pupillaire, la vision reste dans quelques cas, mais rarement, tout à fait intacte. En règle générale, on voit urvenir peu à peu une voussure des parties périphériques de l'iris, tantôt par place, tantôt en totalité. Il se développe, en même temps, une amblyopie qui ne s'explique nullement par l'examen pupillaire. Parfois, on peut constater à l'ophthalmoscope de fines opacités dans le corps vitré; le bulbe devient mou, et on ne tarde pas à constater les traces d'une choroïdite. Il y a une opinion fausse, soutenue par la plupart des auteurs, c'est que les exsudats qui siégent derrière l'iris sont la cause de sa projection en avant. A la vérité, il existe bien des exsudats pigmentaires membraneux derrière l'iris, situés en partie au voisinage du bord pupillaire, mais sa voussure s'explique surtout par la présence d'un exsudat séreux derrière sa portion périphérique, comme cela résulte de faits que j'ai avancés plus haut.

Une autre opinion fausse, c'est que cette forme d'iritis trouverait son origine dans une *affection dyscrasique particulière*. Quand je jette un coup d'œil sur l'ensemble des cas, je ne vois aucune différence dans la série des iritis qui ont pour origine un refroidissement, ou celles qui éclatent sans cause appréciable et facile à démontrer; seulement, il se forme rapidement des exsudats et une synéchie postérieure totale, point de départ qui indique simplement un traitement commencé trop tard ou insuffisant, et non pas du tout un iritis de nature particulière. La voussure de l'iris est précisément la conséquence de l'adhérence totale du bord pupillaire et de l'exsudat séreux accumulé derrière sa surface; elle a, par conséquent, perdu sa signification spécifique, de même que ces tiraillements ou déformations de l'ouverture pupillaire auxquels on attachait jadis une grande importance. On peut se demander pourtant pourquoi parfois cette *adhérence totale du bord pupillaire* ne produit aucune voussure. Je suis, en ce moment, en mesure de répondre à cette question d'une manière satisfaisante. Il peut bien y avoir des difficultés dans la circulation de l'iris qui expliquent ces inégalités des cas, puisque, après l'iritis, on voit persister des oblitérations vasculaires tantôt très-étendues, tantôt très faibles. Peut-être aussi que dans certaines synéchies postérieures *totales en apparence,* il existe encore une communication entre la chambre antérieure et l'espace situé derrière la portion périphérique de l'iris, ou peut-être même parfois de légères discontinuités dans le tissu ridien atrophié lui-même.

2e *groupe.* — Certaines altérations de la choroïde sont aussi le point de départ d'affections dans lesquelles l'iritis se rencontre d'une façon consécutive. Nous avons déjà signalé (*Arh. für, Ophthalmol.*, tome I, 1re partie, page 367) que des décollements très-prononcés de la rétine ayant leur point de départ dans des transsudations séreuses ou hémorrhagiques de la choroïde, exercent plus tard, à leur tour, une réaction inflammatoire des membranes internes, et finalement amènent une occlusion de la pupille. En même temps, on voit apparaître d'habitude une cataracte concomitante, de telle sorte que l'occlusion pupillaire coïncide avec une cataracte crétacée. De plus, les opacités centrales capsulaires qui envahissent la pupille sont souvent un signe important de diagnostic, et leur existence dénote la probabilité d'un décollement de la rétine. Dans ces cas-là, le plus souvent après l'adhérence du bord pupillaire, se montre aussi de la voussure de l'iris, l'atrophie du bulbe, de telle sorte que l'aspect clinique de la maladie se rapproche singulièrement de celui que nous avons décrit plus haut.

Le diagnostic différentiel de ces deux états pathologiques est d'autant plus important que leur pronostic aussi est fort différent. Avant toutes choses, on doit s'attacher ici aux commémoratifs. Dans les cas de la dernière catégorie, la maladie commence avec la symptomatologie caractéristique du décollement de la rétine, le champ visuel est rétréci presque constamment en haut. Ce rétrécissement progresse, et finalement ne laisse qu'un reste de perception en bas et en dehors.

Dès le début aussi, on observe le tiraillement oblique des objets. Ce n'est que dans une période plus tardive que se montrent les inflammations ; en règle générale, elles sont peu intenses, parce qu'elles s'accompagnent ordinairement d'atrophie du corps vitré et de diminution de tension intra-oculaire. Dans la première catégorie de faits, au contraire, l'affection débute par des douleurs ciliaires intenses, récidivant d'une façon périodique, associées à des phénomènes inflammatoires, de telle sorte que l'acuité visuelle, encore assez bonne au début, diminue peu à peu d'une façon uniforme et sans rétrécissement du champ visuel. Malheureusement, il en est ici comme partout de la valeur de ces renseignements, qui sont très-différents suivant les circonstances et l'intelligence du malade; c'est ainsi que, si l'affection a débuté sur un côté seulement, les troubles de la vision peuvent être complètement passés inaperçus. Il est donc très-important d'avoir des signes objectifs qui puissent nous renseigner à une période plus éloignée. Ceux-ci se trouvent en partie dans l'examen du tissu de l'iris, qui souffre davantage quand l'affection débute par l'iritis que lorsque celle-ci est sous la dépendance du décollement de la rétine, et en outre dans l'examen des cristallins, autant que les exsudats papillaires le permettent. D'habitude, en effet, ainsi que nous l'avons indiqué plus haut, après un décollement de la rétine, l'apparition d'une cataracte précède parfois l'irido-choroïdite, ou tout au moins l'accompagne; tandis que, dans la première forme, ce n'est que très-tard, et quand la voussure de l'iris est très-prononcée, que l'on voit apparaître des opacités dans le tissu cristallinien. Mais le caractère clinique le plus important pour la pratique se trouve dans la recherche de la perception lumineuse (*Archiv. für ophthal.*, tom. I, 2e partie, pag. 257), qui fournira un résultat tout différent dans les deux cas : si, en effet, la perception lumineuse dans les deux cas est plus faible que celle qui devrait correspondre à l'existence des opacités antérieures, elle sera encore de beaucoup plus faible là où il y aura un décollement de la rétine. De plus, on pourra établir que cette perception lumineuse est relativement beaucoup mieux conservée en bas qu'en haut. Naturellement, nous ne devrons pas nous attendre à ce que la lueur de la lampe disparaisse complètement quand nous la portons dans la partie supérieure du champ visuel, comme cela arrive lorsqu'il existe un décollement de la rétine avec une pupille claire et parfaitement transparente Ici, à cause de la lumière diffuse, la partie supérieure de la rétine sera un peu éclairée. Mais il y aura toujours une différence quantitative entre la perception lumineuse en haut et la perception en bas; car la diffusion de la lumière n'est pas parfaitement égale. Le critérium disparaît aussi lorsque toute acuité visuelle est abolie. Pour les cas où la maladie débute par une iritis, et dans lesquels le décollement est consécutif, s'il se montrait de bonne heure une choroïdite secondaire avec exsudats dans le corps vitré, ce moyen d'exploration peut devenir impossible.

Revenons maintenant à la question thérapeutique. Le chorémorphosis n'a une action réellement curative que dans le premier groupe de faits; je l'ai souvent exécutée aussi dans des cas d'irido-choroïdite consécutive à un décollement de la rétine, et j'ai obtenu, en général, une action favorable sur l'état d'irritation, quand il y en avait. Aussi pourrai-je le recommander dans ces circonstances, mais en ayant soin de ne rien changer au pronostic qui reste grave. L'opération est indiquée, en particulier, quand, à cet état de l'œil irrité paraissent se joindre des phénomènes sympathiques sur l'autre. Mais, quant à la restitution propre de la vision, il ne peut pas en être question, et il est de règle que des décollements étendus de la rétine, surtout quand ils sont accompagnés de réaction inflammatoire des membranes internes, entraînent l'amaurose complète avec atrophie du bulbe. Par contre, dans la première catégorie de faits, nous pouvons compter certainement sur le corémorphosis, quand la perception lumineuse est bonne et quand l'atrophie du bulbe n'est pas trop avancée.

Les résultats les meilleurs et les plus sûrs sont ceux qu'on obtient dans les cas où il existe des synéchies postérieures totales, sans voussure de l'iris. Il est évident que, pour un praticien qui débute, il peut être ennuyeux d'opérer dans ces conditions, parce que les malades ont encore une bonne acuité normale, qu'ils peuvent déchiffrer les petits caractères et parce qu'il n'est pas absolument certain que la choroïdite secondaire se développera. Mais si l'autre œil est devenu amaurotique, je conseille de ne pas se laisser détourner par ces objections, car plus tard pourraient apparaître des complications choroïdiennes et parfois une cataracte qui domine singulièrement les chances de guérison. Je dois combattre la crainte naturelle de voir l'opération du corémorphosis avoir une influence nuisible dans ces circonstances sur l'acuité visuelle. Je dis que cette crainte est naturelle parce que, dans ces conditions, on ne peut pas éviter certaines irrégularités dioptriques. Ainsi, on voit souvent le bord pupillaire retenu par des exsudats et la pupille artificielle séparée de la pupille centrale. C'est un résultat défavorable pour l'accommodation, et d'où peut résulter de la diplopie. De plus, on peut voir apparaître dans les parties centrales de la pupille artificielle des exsudats pigmentaires sur la capsule, qui pourraient faire craindre une dispersion nuisible de la lumière, enfin une trop grande étendue de la pupille, allant jusqu'à la portion périphérique, peut provoquer des éblouissements. Mais toutes ces objections tombent devant l'expérience, et il suffit de ne pas donner une trop grande étendue à la pupille artificielle. Enfin, c'est pour répondre aux objections tirées de l'esthétique que l'on doit placer la pupille en haut. Elle est alors recouverte parfaitement par la paupière supérieure, et par suite le malade voit comme auparavant par la partie centrale de sa pupille. On obtient alors l'effet voulu sur l'iritis chronique, sans changer les conditions du système dioptrique. J'opère ainsi quand la portion centrale de la pupille est parfaitement nette. Dans tous les autres cas, je fais la pupille en dedans ou en bas; j'ai vu des malades qui ont pu lire ainsi le nº 1 de Jæger. Je n'ai jamais remarqué une diminution de leur acuité visuelle.

Les malades chez lesquels on a pratiqué le corémorphosis pour une synéchie postérieure totale sont-ils réellement à l'abri des récidives? Dans l'immense majorité des cas, nous pouvons affirmer que oui, et nous ne reviendrions pas sur ce sujet s'il ne paraissait pas être en opposition avec la règle que nous avons énoncée plus haut, c'est-à-dire que les récidives d'iritis sont dues le plus souvent à la présence de synéchies postérieures. Dans le corémorphosis, en effet, ces synéchies ne sont en aucune façon détruites en totalité. Elles persistent partout, excepté dans la portion où l'on pratique l'opération. *A priori*, on s'imagine avec peine que la pupille artificielle corrige l'influence funeste des synéchies persistantes. Pourtant l'expérience a suffisamment démontré le fait. Nous devons chercher à en donner l'explication. L'excision faite dans un tissu musculaire comme l'iris doit évidemment modifier les conditions de sa tension, et par là diminuer la disposition à des irritations inflammatoires, de telle sorte que les synéchies postérieures ne sont plus une cause insuffisante pour les provoquer. Je crois qu'on doit aussi tenir grand compte des conditions que cette opération apporte à la circulation. Indépendamment de l'hémorrhagie immédiate et de l'écoulement de l'humeur aqueuse qui suit immédiatement l'opération, le volume de l'iris est diminué dans une certaine quantité. Quand la chambre antérieure se reforme comme auparavant et qu'elle s'est remplie de nouveau comme dans les conditions normales, l'iris, qui est resté, sécrétera relativement plus d'humeur aqueuse qu'auparavant, et il se produit ainsi constamment une détente par les vaisseaux iridiens. Les conditions se rapprochent de celles qu'on obtient en faisant des paracentèses répétées, seulement l'influence antiphlogistique de la pupille artificielle est d'autant plus favorable qu'il s'agit ici d'une déplétion continue, tandis qu'après chaque issue subite de l'humeur aqueuse il se produit d'une façon passagère un trop plein dans les vaisseaux. Nous avons déjà parlé ailleurs de cette influence thérapeutique produite par le dégorgement périodique des vaisseaux dans les inflammations. Finalement, je ne puis donner actuellement aucune notion bien exacte sur la façon précise dont la pupille artificielle agit contre l'iritis chronique; je me contente d'insister sur la guérison, et je me réjouirai si d'autres auteurs cherchent à donner des raisons plus précises.

Quand la voussure de l'iris est déjà prononcée, les signes d'une amblyopie par affection choroïdienne manquent rarement, et si par exception on ne les constate pas, on peut être sûr qu'ils apparaissent. En supposant qu'il existe encore une chambre antérieure, l'opération n'offre pas de difficultés, comme on pourrait le craindre, en songeant aux exsudats parfois volumineux qui siégent derrière l'iris. Celui-ci, poussé en avant par les exsudats séreux, se laisse facilement saisir avec les pinces.

On peut se demander s'il existe une relation de cause à effet entre les adhérences du bord pupillaire et l'affection de la choroïde, et on pourrait à la rigueur affirmer que la choroïdite est simplement due à la propagation de l'inflammation de l'iris par continuité de tissu et du système vasculaire de ces deux membranes. Mais comment se fait-il alors qu'on ne puisse empêcher cette propagation du mal par aucun moyen thérapeutique, tandis qu'on voit les affections de la choroïde rétrocéder après la formation d'une pupille artificielle, ou dès qu'on a pu rompre les synéchies au moyen des mydriatiques. De quelle façon mécanique agissent les adhérences pupillaires pour produire la choroïdite, c'est ce que je ne suis pas encore en état de dire d'une façon complète ? Il est probable que la tension dans les parties antérieures et postérieures doit changer, et il doit en résulter des troubles circulatoires. La communication de la chambre antérieure avec le courant des liquides qui se porte normalement vers la cornée étant fermée, les conditions de sécrétion et de diffusion sont peut-être changées (1).

L'accumulation d'un exsudat séreux derrière l'iris paraît plaider en faveur de cette manière de voir. Je n'ai jamais observé de récidives d'iritis après une opération de corémorphosis, exécutée dans les conditions déterminées ci-dessus; par contre, dans certains cas, je n'ai pu obtenir que la cessation incomplète des phénomènes d'iritis existant. Des exsudats pigmentaires s'accumulaient alors dans la nouvelle pupille; mais, comme il y avait toujours une amélioration dans l'état anatomique des parties, texture, coloration, etc..., j'en ai tiré l'indication de répéter dans ces cas l'opération dans une portion de l'iris avoisinante, et je n'ai eu qu'à me louer de cette pratique.

(1) « Les derniers travaux de Schwalbe et de Leber sont venus donner un nouvel appui à cette idée. Leurs recherches ont prouvé, en effet, que l'iris repose sur la face antérieure de la cristalloïde, non d'une façon lisse et uniforme, mais par une série de petites dentelures qui, par leur apposition sur la cristalloïde, forment de petits canaux correspondants à l'intervalle de ces dentelures. C'est par là que se fait la communication de la chambre antérieure et de la chambre postérieure, c'est-à-dire que le liquide lymphatique vient de la face postérieure de l'iris pour se rendre dans la chambre antérieure, au travers d'interstices correspondans à l'angle de la chambre antérieure où se trouve l'espace aréolaire de Fontana; celui-ci est formé par la membrane de Descemet qui, à ce niveau, devient fasciculée. C'est par les intervalles de ces faisceaux que passe le liquide pour aboutir à un canal circulaire plus régulier (canal de Schleum) d'où partent les veines ciliaires antérieures. Il est évident que dans le cas d'adhérence totale du bord pupillaire, ces dentelures seront complètement soudées à la cristalloïde et que, par suite, il n'y aura plus de passage de liquide à ce niveau. La gêne dans le cours du liquide lymphatique doit nécessairement retentir sur la nutrition des membranes de l'œil, ainsi que le démontre la marche de la maladie, tant qu'on n'a pas obvié à ces adhérences pupillaires. De là l'avantage de l'iridectomie et de l'opération du crémosphosis; de là aussi la nécessité, signalée par de Græfe, de déchirer dans toute sa profondeur la masse exsudative, afin de permettre la sortie du liquide qu'elle retient en arrière. C'est à ctte dernière condition que la nutrition du globe peut s'améliorer. (D. Denis.)

Quelques auteurs pourraient supposer peut-être que la maladie est simplement enrayée et non guérie, mais d'habitude les complications choroïdiennes rétrocèdent successivement, et le corps vitré reprend sa transparence, ce que démontrent l'examen ophthalmoscopique et l'augmentation de l'acuité visuelle. Il est pourtant une complication grave, consécutive, qu'il importe de ne pas passer sous silence, je veux parler de la formation d'une cataracte. J'ai déjà dit plus haut que, lorsqu'un exsudat séreux siége derrière l'iris, il peut survenir des opacités dans le cristallin ; il est même rare de trouver cet organe complètement transparent quand il existe depuis quelque temps une voussure de l'iris. Ces opacités, qui occupent les couches moyennes du cristallin, se différencient facilement des dépôts capsulaires pendant l'opération. Car, dans ces cas, celles-ci se développent rapidement, et on peut toujours constater leur point de départ, c'est-à-dire la blessure de la capsule. Ces opacités cristalliniennes peuvent, après l'écoulement de l'exsudat séreux, rester stationnaires, mais elles peuvent aussi envahir la totalité du cristallin et faire disparaître ainsi la vision qui avait été obtenue. Il est évident que l'extraction qui doit être pratiquée alors est d'une exécution difficile et d'un succès incertain; pourtant les résultats sont plus heureux qu'on ne pourrait le supposer au premier abord, ce qui tient sans doute à la section antérieure de l'iris, qui n'est pas contusionné au moment de la sortie du cristallin. L'apparition des opacités cristalliniennes, aboutissant finalement à une cataracte, est le meilleur argument à donner en faveur de l'opération faite dès le début, avant qu'un exsudat séreux ne s'accumule derrière l'iris.

Les indications et le pronostic sont bien plus difficiles à établir quand il est déjà survenu un certain degré d'atrophie du bulbe. Nous ne pouvons alors, quand l'espace pupillaire est fermé, apprécier les altérations des parties profondes, que par la recherche de la perception lumineuse. Si elle est abolie au point que les malades ne puissent distinguer la clarté d'une forte lampe, que lorsqu'elle est très près d'eux, le pronostic est fort grave, et l'opération n'a aucune chance pour la vision. Si la distinction a lieu à 4 ou 5 pieds d'une façon uniforme, sans inégalité comme dans le décollement rétinien, le pronostic est plus favorable. Enfin, si la clarté de la lampe est perçue d'un bout de la chambre à l'autre et d'une façon symétrique dans toute l'étendue du champ visuel, on pourra compter sur un succès relatif. On doit tenir compte aussi du degré d'atrophie du globe. Les conditions sont d'autant plus mauvaises qu'il est plus aplati dans la région des muscles droits, qu'il est plus petit, plus mou et plus déformé.

J'ai eu une fois l'occasion de faire une iridectomie sur un œil atteint d'irido-choroïdite, probablement congénitale. C'est au moins ce que je suppose, d'après le récit d'un médecin qui avait vu la malade après sa naissance, et d'après les antécédents. La malade était une frêle jeune fille de 11 ans, qui offrait encore sur les deux yeux les signes d'une inflammation interne persistante. Les deux globes avaient notablement diminué de volume, tout en conservant une forme régulière; les veines musculaires étaient extrêmement développées, l'humeur aqueuse, trouble, l'iris adhérent à un cristallin cataracté. Après un traitement infructueux par les mydriatiques, la perception lumineuse était simplement quantitative et très-faible, je me décidai à pratiquer sur l'œil gauche une pupille artificielle. Trois mois après l'opération, les veines sous-conjonctivales de l'œil opéré avaient leur volume normal, la chambre antérieure était claire, la pupille nette, obstruée seulement dans une certaine étendue par le cristallin crétacé et luxé, le corps vitré avait recouvré sa transparence. Six semaines après l'opération la malade pouvait compter les doigts. Actuellement elle exerce son œil, au moyen de verres convexes, à déchiffrer de gros caractères. L'œil du côté opposé, auquel on n'a pas touché est resté dans le même état.

A. Parent, imprimeur de la Faculté de Médecine, rue M. le-Prince, 31.

NOUVELLES PUBLICATIONS DE LA LIBRAIRIE ADRIEN DELAHAYE.

Leçons sur les maladies du système nerveux faites à la Salpêtrière par le professeur CHARCOT, recueillies et publiées par le docteur BOURNEVILLE. 2 fascicules avec figures et planches coloriées. 5 fr.

Traité de l'immobilisation directe des fragments osseux dans les fractures, par le docteur BERENGER-FÉRAUD, médecin principal de la marine. 1 vol. in-8 avec figures dans le texte. 10 fr.

Traité des fractures non consolidées, ou pseudarthroses, par le docteur BERENGER-FÉRAUD. 1 vol in-8 avec figures dans le texte. 10 fr.

Traité des maladies de l'estomac, de W. BRINTON, traduit par le docteur RIANT, précédé d'une Introduction par le professeur LASÈGUE. 1 vol. in-8 avec figures dans le texte; le volume cartonné en toile. 7 fr.

Traité des maladies de l'oreille, par A. DE TROELTSCH, professeur à la Faculté de médecine de Würzbourg, traduit par les docteurs KUHN et LEVI. 1 vol. in-8 avec figures dans le texte; le vol. cart. en toile. 8 fr. 50

Leçons sur le traitement des maladies chroniques en général, et des affections de la peau en particulier, par l'emploi comparé des eaux minérales, de l'hydrothérapie et des moyens pharmaceutiques, professées à l'hôpital Saint-Louis par le docteur BAZIN, rédigées et publiées par E. MAUREL, interne des hôpitaux, revues par le professeur, 1 vol. in-8; cart. en toile. 8 fr.

Des paralysies des muscles moteurs de l'œil, par A. von GRAEFE, professeur d'ophthalmologie à l'Université de Berlin, traduit par A. SICHEL, revu par le professeur. 1 vol. in-8. 3 fr. 50

Traité clinique et pratique des maladies puerpérales suites de couches, par le docteur HERVIEUX, médecin de la Maternité de Paris. 1 fort volume in-8 avec figures dans le texte; le vol. cart. en toile. 16 fr.

Traité des maladies du fond de l'œil et atlas d'ophthalmoscopie, par L. DE WECKER et E. DE JAEGER. 1 vol. gr. in-8 accompagné d'un atlas de 29 planches en chromolithographie. 35 fr.

Comptes-rendus des séances et mémoires de la Société de biologie, tome XXIIIe de la collection. 1 vol. in-8 avec planches lithographiées et coloriées. 7 fr.

Paris. — Imp. A. Parent, rue Monsieur-le-Prince, 31.

www.ingramcontent.com/pod-product-compliance
Ingram Content Group UK Ltd.
Pitfield, Milton Keynes, MK11 3LW, UK
UKHW020408230726
13925UKWH00003B/1312